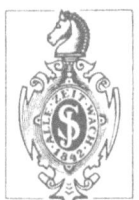

T. B. Möller   K.-C. Klose

Rezeptbuch der Radiologie

Springer-Verlag
Berlin Heidelberg New York
London Paris Tokyo

Dr. med. Torsten Bert Möller
Dr. med. Klaus-Christian Klose
Abteilung Radiolog. Diagnostik
des Klinikums der RWTH Aachen

ISBN-13: 978-3-540-50597-6   e-ISBN-13: 978-3-642-74323-8
DOI: 10.1007/ 978-3-642-74323-8

CIP-Titelaufnahme der Deutschen Bibliothek
Möller, Torsten B.:
Rezeptbuch der Radiologie / Torsten B. Möller ; Klaus-C.
Klose. – Berlin ; Heidelberg ; New York ; London ; Paris ;
Tokyo : Springer, 1989
NE: Klose, Klaus-Christian:

Dieses Werk ist urheberrechtlich geschützt. Die dadurch begründeten Rechte, insbesondere die der Übersetzung, des Nachdrucks, des Vortrags, der Entnahme von Abbildungen und Tabellen, der Funksendung, der Mikroverfilmung oder der Vervielfältigung auf anderen Wegen und der Speicherung in Datenverarbeitungsanlagen, bleiben, auch bei nur auszugsweiser Verwertung, vorbehalten. Eine Vervielfältigung dieses Werkes oder von Teilen dieses Werkes ist auch im Einzelfall nur in den Grenzen der gesetzlichen Bestimmungen des Urheberrechtsgesetzes der Bundesrepublik Deutschland vom 9. September 1965 in der Fassung vom 24. Juni 1985 zulässig. Sie ist grundsätzlich vergütungspflichtig. Zuwiderhandlungen unterliegen den Strafbestimmungen des Urheberrechtsgesetzes.

© Springer-Verlag Berlin Heidelberg 1989

Die Wiedergabe von Gebrauchsnamen, Handelsnamen, Warenbezeichnungen usw. in diesem Werk berechtigt auch ohne besondere Kennzeichnung nicht zu der Annahme, daß solche Namen im Sinne der Warenzeichen- und Markenschutz-Gesetzgebung als frei zu betrachten wären und daher von jedermann benutzt werden dürften.

Produkthaftung: Für Angaben über Dosierungsanweisungen und Applikationsformen kann vom Verlag keine Gewähr übernommen werden. Derartige Angaben müssen vom jeweiligen Anwender im Einzelfall anhand anderer Literaturstellen auf ihre Richtigkeit überprüft werden.

Druck und buchb. Verarbeitung: Druckhaus Beltz, 6944 Hemsbach
2121/3140/543210 – gedruckt auf säurefreiem Papier

Geleitwort

Rezeptbücher sind individuelle Anleitungen, die von der persönlichen Erfahrung der Autoren besonders geprägt sind. Wie in vielen anderen Bereichen läßt auch die Durchführung von Röntgenuntersuchungen meist zahlreiche Varianten und Modifikationen zu, auch wenn das Grundkonzept einheitlich ist. Das vorliegende Rezeptbuch soll einen raschen Überblick über gängige Röntgenuntersuchungen und das notwendige Instrumentarium ermöglichen. Es gibt damit Hilfe für technisches Personal und in Ausbildung befindliche Ärzte am Arbeitsplatz.

Aachen   Prof. Dr. R. W. Günther

Vorwort

Die klare Gliederung und die prägnante, schrittweise Erklärung der Arbeitsgänge, wie sie in vielen guten Kochbüchern zu finden ist, waren das Vorbild für unser *Rezeptbuch der Radiologie*. Aus den Bereichen *Kontrastmitteluntersuchungen und interventionelle Maßnahmen* werden folgende Punkte behandelt:
1. Wie muß ein Patient neben der obligaten Aufklärung für eine Untersuchung vorbereitet werden?
2. Welche Materialien braucht man für die Untersuchung?
3. Wie wird die Untersuchung durchgeführt, welche Tricks und Tips gibt es dafür?
4. Ist eine Nachsorge beim Patienten notwendig und wie kann sie durch den Radiologen erfolgen?

Das Ergebnis: Radiologische Arbeitsabläufe in Rezeptform.

Sicher hat jeder Radiologe seine eigene Vorgehensweise bzw. Materialvorlieben bei den einzelnen Untersuchungen. Köche und kundige Hausfrauen bereiten ihre Speisen ja auch jeweils etwas anders zu. Trotzdem sind Rezeptbücher nützlich, und sogar Erfahrene blicken von Zeit zu Zeit hinein. Denn – erst das Endergebnis beweist die Kunstfertigkeit! Zudem wurde der Text so aufgebaut, daß sowohl bei den Materialien als auch bei der Vorgehensweise genügend Platz für Anmerkungen gelassen wurde.
Ein besonderer Dank bei der Erstellung des Buches gebührt Frau Thea Janssen, Frau Susanne Hartmann sowie Frl. Claudia Gödeke, die als MTR der Abt. Radiologie in Aachen viele Tips und Details zu den einzelnen Rezepten beisteuerten.

Herzlichen Dank auch dem Leiter der Abt. Neuroradiologie, Herrn Prof. Dr. Armin Thron, unserem Kollegen Dr. Hartmut Brückmann, Oberarzt der Abt. Neuroradiologie in Aachen, sowie vor allem auch Herrn Prof. Dr. Rolf W. Günther, von dem viele Tips und Tricks bei den interventionellen radiologischen Maßnahmen stammen.

Aachen, im Sommer 1989 Torsten B. Möller
Klaus-Ch. Klose

Inhaltsverzeichnis

Darmuntersuchungen

Ösophagusbreischluck (Doppelkontrast-Technik) 3
Ösophagusbreischluck (Monokontrast) 6
Magen-Duodenum-Darstellung 9
Dünndarm-Doppelkontrastdarstellung 13
Kolondoppelkontrasteinlauf 17
Kolonfüllung über einen Anus praeter 23
Defäkographie 26
Eigenes Rezept 28

Arthrographien

Handgelenk 33
Schulter 35
Kniegelenk 37
Oberes Sprunggelenk 40

Kontrastmittel-Organuntersuchungen

Bronchographie 45
Cholezystcholangiographie 48
Galaktographie 51
Hysterosalpingographie 52
Ausscheidungsurographie 55
Lymphographie 58
Miktionszystourethrographie 61
Sialographie 64
Eigenes Rezept 66

Myelographien

Thorakale Myelographie 71
Lumbale Myelographie 74

Computertomographie

Ösophagus 79
Oberbauch 80
Abdomen 82
Becken 84
CT der LWS nach intrathekaler KM-Gabe (Myelo-CT) 86
Eigenes Rezept 88

Gefäßdarstellungen

Obere Körperhälfte
Carotis-interna-DSA 93
Vertebralis-DSA 97
Halsgefäßangiographie (i. a. Injektion) 100
Halsgefäß-DSA (zentralvenöse Injektion) 103
Halsgefäß-DSA (peripher-venöse Injektion) 106
Aortenbogenangiographie (konventionell) 108
Aortenbogen-DSA (peripher-venös) 111
V. cava superior-Angiographie 113
Koronarangiographie 115
Pulmonalis-DSA (zentral-venös) 118
Pulmonalis-DSA 121
Handangiographie 123
Shuntdarstellung 126
Armphlebographie 128
Eigenes Rezept 130

Untere Körperhälfte
Kavographie (konventionell) 132
Kavographie (DSA) 135

Aortographie (konventionell)   138
Aortographie (DSA)   142
Zöliakographie (konventionell)   147
Zöliakographie (DSA)   150
Mesenterikographie (konventionell)   154
Mesenterikographie (DSA)   157
Nierenangiographie (konventionell, Übersicht)   161
Nieren-DSA (peripher-venös, Übersicht)   164
Nierenangiographie (konventionell, selektiv)   167
Becken-Bein-Angiographie
   (konventionell, transfemoral)   170
Becken-Bein-Angiographie (translumbal)   173
Beinangiographie (FNP-DSA)   176
Beinphlebographie   178
Kavernosographie   181
Eigenes Rezept   184

Perkutane interventionelle Maßnahmen

Diagnostische Punktion   189
Dilatation von Gefäßen im Extremitäten-
   und Beckenbereich   194
Dilatation der A. renalis   198
Drainage der Gallenwege   202
Kavafilterimplantation (Günther-Filter)   205
Kavafilterimplantation (Kimray-Greenfield-Filter)   209
Lyse eines Gefäßthrombus im Extremitätenbereich   214
Okklusionsbehandlung, dauerhaft   217
Okklusionsbehandlung, passager   223
Okklusionsbehandlung der V. spermatica   226
Venenblutentnahme (Renin, Nierenvenen) 230
Venenblutentnahme (ACTH und Kortisol,
   Sinus-petrosus)   233
Verödung von Nierenzysten   237
Eigenes Rezept   240

Anhang

Abkürzungen

Aa.	= Arteriae
A.	= Arterie
a.-p.	= anterior-posterior
Ch	= Charier
ca.	= circa
DL	= Durchleuchtung
F	= French
FNP	= Feinnadelpunktion
G	= Gauge (Gage)
ggfs.	= gegebenenfalls
h	= Stunde
HE	= Houndsfield-Einheiten
IU	= Internationale Units
IE	= Internationale Einheiten
KM	= Kontrastmittel
l	= Liter
Lsg.	= Lösung
max.	= maximal
min	= Minuten
p.i.	= post injektionem
s	= Sekunde
s.	= siehe
sog.	= sogenannte
v.a.	= vor allem
V.	= Vene
Vv.	= Venae

Nadelgrößen

1er Nadel	= gelb	= 20 G 1 1/2	= 0,9 × 40 mm
2er Nadel	= grün	= 21 G 1 1/2	= 0,8 × 40 mm
12er Nadel	= schwarz	= 22 G	= 0,7 × 32 mm
14er Nadel	= blau	= 23 G 1 1/4	= 0,6 × 30 mm
18er Nadel	= rosa	= 25 G 1	= 0,5 × 25 mm
20iger Nadel	= grau	= 27 G 3/4	= 0,4 × 19 mm

Darmuntersuchungen

Ösophagusbreischluck
(Doppelkontrast-Technik)

Indikation
Wandveränderungen, insbesondere der Mukosa.

Vorbereitung

Keine.

Material
1 Becher Kontrastmittel (Micropaque flüssig),
1 Trinkbecher mit ca. 3 ml Wasser,
1 Teelöffel mit Brausepulver
 (= ca. 300 ml Luft, z.B. CO_2-Granulat Nicholas),
1 18er Nadel,
1 2-ml-Spritze mit 2 ml Buscopan
 (*Cave:* Glaukom und Tachykardie)
 oder 0,4 mg Glucagon,
Hautdesinfektionsmittel, Tupfer, Staubinde.
Filmmaterial: 35×35 cm.

Röhrenspannung: 80 kV.

Technik

I.v.-Injektion von Buscopan (Glucagon).

Brausepulver mit Wasser herunterschlucken lassen.
Patient einen großen Schluck KM in den Mund nehmen lassen.

1. Film/1. Aufnahme: Ösophagus seitlich, oberer Abschnitt,
Patient evtl. etwas schräg stellen (Belichtung!).
Im Stehen.

Patient während des Auslösens der Aufnahme (Vorlauf!) zum Schlucken auffordern.

Einen weiteren großen Schluck KM in den Mund nehmen lassen.

1. Film/2. Aufnahme: Ösophagus a.-p., oberer Abschnitt.
Im Stehen.

1. Film/3. Aufnahme: Ösophagus a.-p., unterer Abschnitt.
Im Stehen.

Varianten

Aufnahmetechnische Variante
Alle Aufnahmen mit 100-mm-Kamerafilm 2 Bilder/s.

Untersuchungstechnische Variante
Mit Sonde.

Material
1 Sonde (z. B. Einmal-Dünndarmsonde, Nicholas),
1 Spritze (50 ml) für Luft,
sonst wie oben außer Brausepulver,
Filmmaterial wie oben.

Technik
Plazieren der Sonde im distalen Ösophagus
I. v.-Injektion von Buscopan,
KM trinken lassen,
Patient in Horizontale fahren, Luft bis zur Entfaltung
   des Ösophagus applizieren.

1. Film/1. Aufnahme: Ösophagus seitlich (bzw. etwas schräg), oberer Abschnitt.
Im Liegen.

1. Film/2. Aufnahme: Ösophagus a.-p., oberer Abschnitt.
Im Liegen.

1. Film/3. Aufnahme: Ösophagus a.-p. (bzw. etwas schräg), unterer Abschnitt.
Im Liegen.

Komplikationen und ihre Behebung

Tachykardie (Buscopan): meist keine Behandlung erforderlich
Blutdruckabfall (Buscopan, Glucagon):
    horizontale Lagerung, Kreislaufmittel (z. B. Effortil-Tropfen).

Ösophagusbreischluck
(Monokontrast)

Indikation
Verlagerung, schwere Obstruktion,
Funktionsstörung, Divertikel, Hernie, Varizen.

Vorbereitung

Keine.

Material
1 Becher Kontrastmittel (Micropaque flüssig)
oder 1 Eßlöffel Microtrast.
Filmmaterial: 35×35 cm/dreigeteilt.

Röhrenspannung: 80 kV.
Ausgangsstellung des Röntgengerätes: in der Regel vertikal.

Technik

Patient einen großen Schluck KM in den Mund nehmen lassen.

1. Film/1. Aufnahme: Ösophagus seitlich, oberer Abschnitt,
Patient evtl. etwas schräg stellen (Belichtung!).
Im Stehen.
Patient während des Auslösens der Aufnahme (Vorlauf!)
 zum Schlucken auffordern.

Einen weiteren großen Schluck KM in den Mund nehmen
 lassen.

1. Film/2. Aufnahme: Ösophagus a.-p., oberer Abschnitt.
Im Stehen.

1. Film/3. Aufnahme: Ösophagus a.-p., unterer Abschnitt.
Im Stehen.

Varianten

Aufnahmetechnische Variante
Alle Aufnahmen mit 100-mm-Kamerafilm, 2 Bilder/s.
  Patient ebenfalls während des Auslösens der Aufnahmen zum Schlucken auffordern.

Indikationsabhängige Varianten
Varizen: Bei Frage nach Ösophagusvarizen Patient einen kleinen Schluck trinken und im Mund behalten lassen.
In die Horizontale fahren zur Reliefaufnahme.

1. Film/3. Aufnahme: Ösophagus a.-p., unterer Abschnitt.
Rückenlage.

Zur weiterführenden Diagnostik evtl.:
2. Film 24×30 cm/hoch/zweigeteilt.

2. Film/1. Aufnahme: Ösophagus a.-p., unterer Abschnitt.
Bauchlage.

2. Film/2. Aufnahme: Ösophagus a.-p., unterer Abschnitt.
Rückenlage, einatmen und pressen lassen.

Hernie: Bei Frage nach einer Hernie Patienten einen großen Schluck trinken und im Mund behalten lassen.
Kopf-tief-Lage, Bauchlage, linke Seite leicht angehoben.
Patient schlucken und – wenn KM im ösophagogastralen Übergang – einatmen und pressen lassen.

1. Film/3. Aufnahme: Ösophagus leicht schräg, unterer Abschnitt.
Bauchlage.

Gastroösophagealer Reflux: KM trinken lassen
Horizontale Rückenlage, Patient von links- in Rechtsseitenlage unter DL drehen lassen.
1. Film/3. Aufnahme: Ösophagus, unterer Abschnitt

Perforation, Fremdkörper: Bei solchen Notfallindikationen jodhaltiges Kontrastmittel verwenden.

Komplikationen und ihre Behebung

Aspiration:
von Gastrografin: Lungenödem: intensivmed. Behandlung
von Barium: Bronchusverschluß, Atelektase, Pneumonie:
 evtl. bronchoskopische Absaugung,
Applikation eines Expectorans, viel Flüssigkeitszufuhr,
 evtl. antibiotische Abdeckung.

Magen-Duodenum-Darstellung

Vorbereitung

Nahrungskarenz, Nikotinabstinenz, keine Tabletten usw. am Untersuchungstag.

Material
1 Becher High-density-Kontrastmittel (HD = ca. 200 g Bariumsulphat/ 100 ml, z.B. Micropaque HD oral),
1 Trinkbecher für KM (ca. 150–220 ml),
1 Trinkbecher mit ca. 10–15 ml Wasser,
1 Teelöffel mit Brausepulver (ca. 300 ml Luft, z.B. CO_2-Granulat Nicholas),
1 18er Nadel,
1 2-ml-Spritze mit 2 ml Buscopan (= 20 mg)
(*Cave:* Glaukom und Tachykardie) oder
1 Insulinspritze mit 15 Teilstrichen = 0,4 mg Glucagon,
Hautdesinfektionsmittel, Tupfer, Staubinde.
Filmmaterial: 2mal 18×24 cm, 3mal 24×30 cm.

Röhrenspannung: 90–110 kV.
Grundstellung des DL-Geräts: vertikal.
Alle Aufnahmen in Exspiration.

Technik

I.v.-Injektion von Buscopan bzw. Glucagon (im Liegen).
1 Schluck KM (ca. 15–20 ml) trinken lassen.

1. Film: Vorderwand/Faltenrelief.
Bauchlage, Film 18×24 cm/quer.

Alles KM (bis auf einen Schluck) trinken lassen (im Stand), hierbei Ösophagus unter DL beobachten.

2. Film: Übersicht in Prallfüllung, kleine Kurvatur freiprojiziert *(Cave:* KM-Übertritt in das Duodenum: schnelles Arbeiten!).
Im Stehen, Film 24×30 cm/hoch.
Brausepulver mit Wasser schlucken lassen.
Patienten links angestellt in die Horizontale fahren. Von der Linksseitenlage auf den Bauch und wieder über die linke Seite auf den Rücken drehen lassen. Um einen guten KM-Beschlag zu erreichen, wird diese Prozedur mindestens 3mal wiederholt.
Bei unbeweglichem Patienten „Schunkelbewegungen" in Linksseitenlage.
Zum Schluß langsam über die rechte Seite auf den Bauch und auf die linke Seite drehen lassen (bei schlechtem Beschlag wiederholen).

3. Film: Übersicht in Doppelkontrast.
Rückenlage, Film 24×30 cm/quer (oder hoch).

4. Film: Zielaufnahmen in Doppelkontrast. Film 24×30 cm/quer/viergeteilt.
Von Linksseitenlage auf Rückenlage drehen.
1. Aufnahme: Antrum mit Pylorus, evtl. Bulbus.
2. Aufnahme: Angulus- und untere Korpusregion.
3. Aufnahme: oberes Korpus mit Fornixübergang (Schatzki-Position).
Leichte Rechtsseitenlage, Tisch 45° (KM fließt in Antrum und Kardia ab).
In dieser Position *Hernienprüfung:*
1 KM-Schluck trinken lassen, Patient in Kopftieflage bringen.
Bauchlage, links angehoben, in Inspiration pressen lassen.
Bei pathologischem Befund:
4. Aufnahme: Ösophagushernie
oder
4. Aufnahme: Fornix und Kardia (im Stand).

5. Film: Kompressionsaufnahmen.
Im Stehen, Film 18×24 cm/quer, viergeteilt, Tubus.
1. Aufnahme: Antrum.
2. Aufnahme: große Kurvatur.
3. Aufnahme: Bulbus.
4. Aufnahme: variabel, evtl. kleine Kurvatur, Bulbus.

Varianten

Untersuchungstechnische Varianten

a) Entfaltet sich der Bulbus nicht bei der ersten Aufnahme (zusammen mit dem Antrum), kann er jederzeit innerhalb des Schemas dargestellt werden. Hierzu (auch bei Ösophagushernie) zwischen dem 4. und 5. Film evtl. zusätzlich

6. Film: 18×24 cm/quer/zweigeteilt, z. B.
1. Aufnahme: Fornix und Kardia.
2. Aufnahme: Bulbus.
Dann weiter mit 5. Film: Kompressionsaufnahmen (s. oben).

b) Beginn gleich mit den Doppelkontrastuntersuchungen. Material und Technik wie oben.
Filmmaterial: 2mal 18×24 cm, 2mal 24×30 cm.

1. Film: Übersicht in Doppelkontrast.
Rückenlage, Film 24×30 cm/quer (oder hoch)/ungeteilt.

2. Film: Zielaufnahmen in Doppelkontrast.
Von linker Seitenlage auf Rückenlage drehen.
Film 24×30 cm/quer/viergeteilt.
1. Aufnahme: Antrum mit Pylorus, evtl. Bulbus.
2. Aufnahme: Angulus- und untere Korpusregion.
3. Aufnahme: oberes Korpus mit Fornixübergang
   (= Schatzki-Position).

Leichte Rechtsseitenlage, Tisch 45°
(KM fließt in Antrum und Kardia ab).
In dieser Position Hernienprüfung:
Einen KM-Schluck trinken lassen, Patienten in Kopftieflage bringen.
Bauchlage, links etwas angehoben, pressen lassen.
Bei pathologischem Befund:
4. Aufnahme: Ösophagushernie
oder
4. Aufnahme: Fornix und Kardia (im Stehen).

3. Film: Übersicht in Prallfüllung
(kleine Kurvatur freiprojiziert).
Im Stehen, Film 24×30 cm/hoch/ungeteilt.
4. Film: Kompressionsaufnahmen.
Im Stand, Film 18×24 cm/quer, viergeteilt, Tubus.
1. Aufnahme: Antrum.
2. Aufnahme: große Kurvatur.
3. Aufnahme: Bulbus.
4. Aufnahme: variabel, evtl. kleine Kurvatur, Bulbus.

Indikationsabhängige Variante
Bei Frage nach Magenausgangsstenose, Perforation, evtl. Fremdkörper.
Verwendung von jodhaltigem Kontrastmittel.

Filmmaterial: nach Bedarf, mindestens 1mal 24×30 cm als Übersicht, ggfs. 18×24 cm/quer, zweigeteilt.

Dünndarm-Doppelkontrastdarstellung

Vorbereitung

Abführmittel (z. B. Prepacol) am Nachmittag vor der Untersuchung und flüssige Kost am Abend.
Nahrungskarenz am Untersuchungstag.
Patient soll mit gefüllter Blase zur Untersuchung kommen.

Material
Dünndarm-Sonde (z. B. Einmal-Dünndarm-Sonde, Nicholas), passender Führungsdraht,
Schleimhautanästhesiegel (z. B. Xylocain-Gel) bei nasaler oder -spray bei peroraler Sondenlegung.

2 Blasenspritzen,
2 Behälter für KM und Methylzellulose,
Verbindungsadapter zwischen Spritze und Sonde
oder
Kontrastmittelpumpe (z. B. Nicholas),
Reservoirbehälter für KM und Zellulose (z. B. Nicholas Enema-Bags) mit entsprechendem Schlauchsystem (z. B. Nicholas Instillations-System Dünndarm),
Schlauch für Kontrastmittelpumpe (z. B. Nicholas Schlauchsystem-Dünndarm) (Abb. 1).

Kontrast- und Distensionsmittel:
200 (bis 500) ml verdünntes Kontrastmittel (spezifisches Gewicht 1,2–1,3, z. B. Micropaque flüssig mit H_2O im Verhältnis 1:2 verdünnt),
1500 (bis 2000) ml Methylzellulose (10 g in 0,2 l auf ca. 60°C erhitztem Wasser auflösen und gut mischen, 1800 ml kaltes Wasser hinzugeben und erneut mischen).
Instillationstemperatur 18°C (oder körperwarm).
Filmmaterial: 3mal 24×30 cm, 2mal 35×35 cm.

Röhrenspannung 110–130 kV.

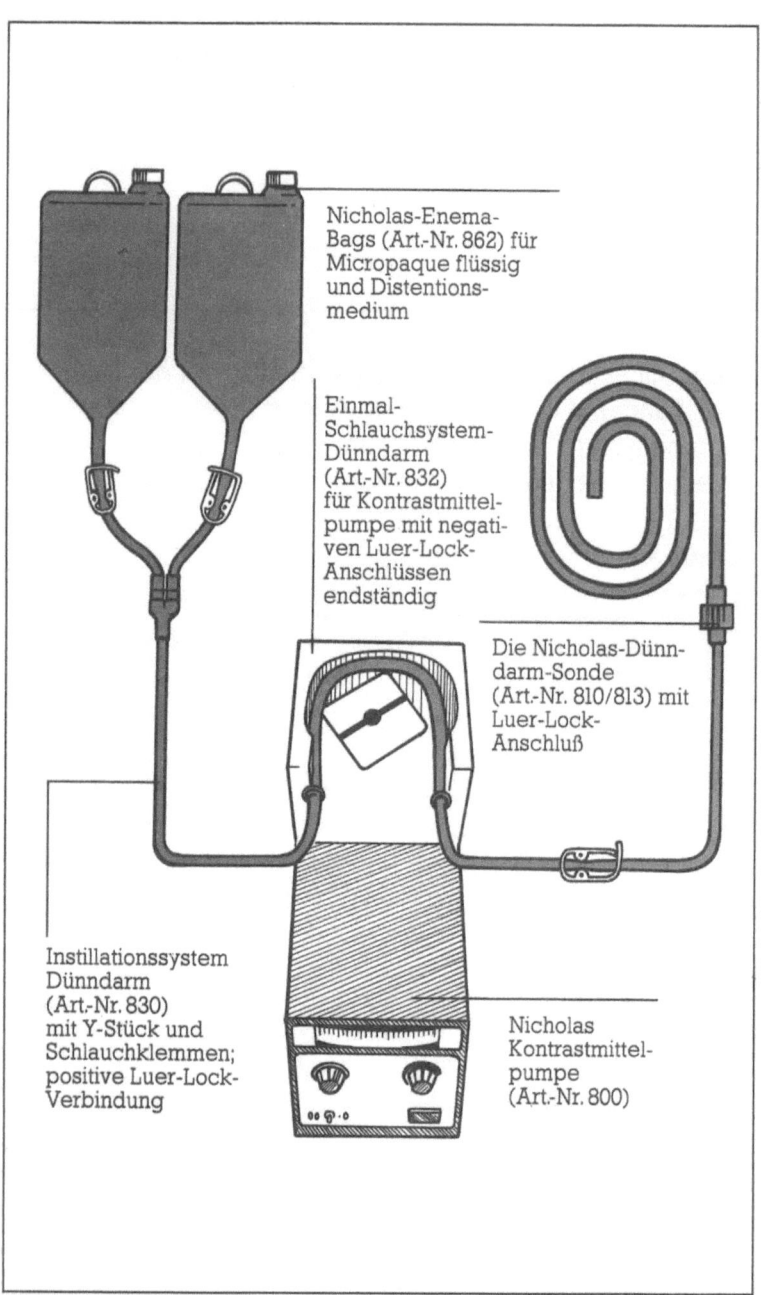

Abb. 1. Nicholas-System zu Dünndarmdiagnostik

Technik

Orientierende DL (KM, freie Luft, Darmgasverteilung?).
Nach Nasen-Rachen-Anästhesie Einführen der Sonde (versteift mit Guide) transnasal im Stehen.
Sonde weiter voranschieben, evtl. Patient in die Horizontale fahren (zuerst zur Passage des Pylorus Rechts-, dann zur Passage des duodenalen C Linksseitenlage, Sondenspitze flexibel machen). Reguläre Lage des distalen Schlauchanteils jenseits des Treitz-Bandes (zur Verhinderung eines Refluxes).
Zügige Instillation des KM, anfangs unter DL (Geschwindigkeit 80 ml/min., Volumen meist ca. 200 ml).

1. Film: Jejunum im Monokontrast.
Film 24×30 cm/quer oder hoch.
Sofortige zügige Instillation der Methylzellulose (Injektionsgeschwindigkeit ca. 100–200 ml/min, Injektionsvolumen meist 1000–1500 ml je nach Darmlänge).

2.–3. Film: Jejunum und Ileum im Doppelkontrast, Zäkum.
Film 24×30 cm, je nach Übersichtlichkeit geteilt, evtl. mit Kompression.

4.–5. Film: Jejunum und Ileum im Doppelkontrast (Übersicht, je nach Situation angehoben oder in Bauch- und Rückenlage).
Film 35×35 cm.

Nachsorge

Sonde ziehen.

Tips und Tricks

Im Zweifelsfall lieber etwas weniger KM einlaufen lassen und großzügiger mit der Methylzellulose sein. Sollte wegen starker Verdünnung im oberen Jejunum ein schlechter Wandbeschlag resultieren, können zwischen der Methylzellulosegabe ohne weiteres 50–100 ml Barium nachgegeben werden.

Varianten

Untersuchungstechnische Variante
Methode nach J. Desaga:

Vorbereitung
Orale Applikation von 3mal 200 mg Acetylcystein 2 Tage vor der Untersuchung, im übrigen wie oben beschrieben.

Material
Kontrastmittel: 2 g Guarin (z. B. HP-7000 = 2/1 Dosierlöffel) mit 3 ml Glycerin mischen und zu einem Bariumsulfat-Wasser-Gemisch (Verhältnis 1:1, z. B. 200 ml Micropaque und 200 ml Leitungswasser) hinzufügen; nach 4 h gebrauchsfertig.

Distensionslösung: 15 g Guarin (z. B. HP-7000 = 5/1 Dosierlöffel) mit 20 ml Glycerin mischen und zu 3000 ml Leitungswasser hinzufügen.
4 h quellen lassen, dann gebrauchsfertig.
24 h im Kühlschrank haltbar.
Vor Anwendung auf 37°C erwärmen.
Glucagon bereithalten.
Sonden-, Spritzen- oder Pumpenmaterial wie oben.

Untersuchungstechnik wie oben.
(Einlaufgeschwindigkeit des Distensionsmediums 100–200 ml/min).

Aufnahmetechnische Variante
Anstelle der 24×30-cm-Zielaufnahmen kann auch eine 100-mm-Kamera Verwendung finden.

Kolondoppelkontrasteinlauf

Vorbereitung

Diät- und Abführmaßnahmen entsprechend Anleitung:
(z. B. Prepacol: Zwei Tage vor der Untersuchung nur schwach gesüßten Kaffee oder Tee, Zwieback, Eier, magerer Schinken, kohlensäurefreies Mineralwasser.
Am Untersuchungsvortag zusätzlich viel Mineralwasser. 30 min vor dem Abendessen Prepacol-Lösung in 70 ml Wasser, vor dem Schlafengehen die 4 Prepacol-Tabletten unzerkaut mit 250 ml Wasser einnehmen.
Am Untersuchungstag Kaffee, Tee ohne Milch, Mineralwasser.)

Material
1 Beutel Kontrastmittel (ca. 50 g Bariumsulphat/100 ml, ca. 1–1,5 l, z. B. Micropaque Colon, zubereitet mit 1200 ml warmem Wasser und evtl. zusätzlich warmgehalten),
1 Einmalkolonbeutel mit Zuleitungsschlauch, Rektalkatheter (Olive) und Y-Verbindungsstück mit Gebläseball für die Luftgabe, Druckpumpe, oder
Kontrastmittelpumpe (Fa. Nicholas) mit Schlauchsystem Kolon, zusätzlich Druckbegrenzer mit Zuleitungsschlauch (Abb. 2).

Filmmaterial: 4mal 24×30 cm, 2mal 35×35 cm.

Röhrenspannung: 90–110 kV.
Ausgangslage des DL-Geräts: horizontal.

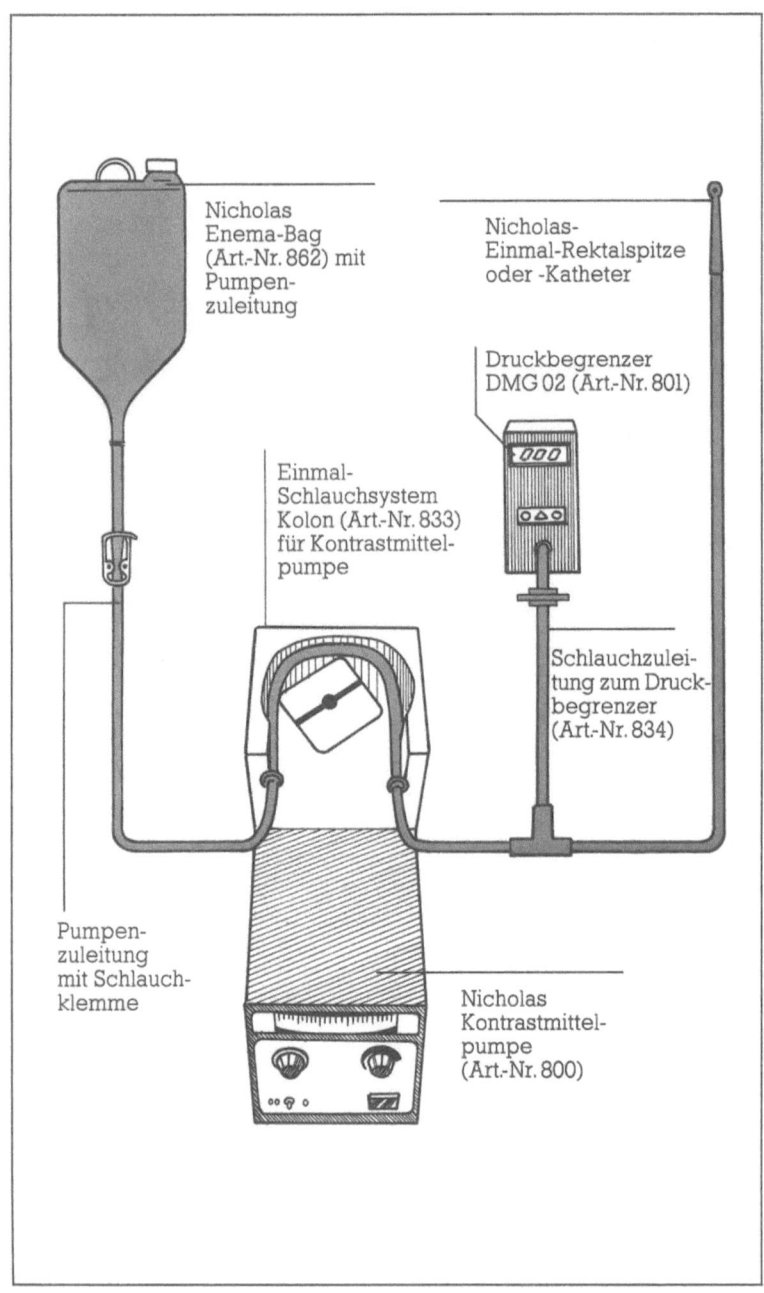

Abb. 2. Nicholas-System zur Dickdarmdiagnostik (Nach Strecker)

Technik

Orientierende DL (KM-Reste, Verkalkungen, freie Luft?).
Rektale digitale Kurzuntersuchung (Stenose, Tumor; Blut oder Stuhl am Handschuh?).
Einführen der Olive.
Linksseitenlage des Patienten.
Instillation des KM unter DL-Kontrolle, ggfs. unter Druckerhöhung (z. B. Druckpumpe, Kontrastmittelpumpe).
KM über die linke Flexur in den Anfangsteil des Querkolons laufen lassen.
Dann durch rechte Seitenlagerung oder Luftinsufflation bis etwas über die rechte Flexur vorantreiben.
Patienten aufrichten und KM entleeren lassen (entweder in den auf den Boden gelegten Kolonbeutel oder Patienten zur Toilette schicken!).
Anschließend in Linksseitenlage Luftinsufflation (ggfs. mit Rollerpumpe und Druckbegrenzer) unter DL-Kontrolle, bis die entsprechenden Darmabschnitte entfaltet sind.

1. Film: Sigma frei herausgedreht.
Im Liegen Einstellung unter DL (meist leicht links oder rechts angehoben, Rückenlage).
Film 24×30 cm quer, ungeteilt.

2. Film: Rektum.
1. Aufnahme: Rektum seitlich im Doppelkontrast (Vorderkante des Sacrums mitdargestellt, Hüftköpfe projizieren sich übereinander), Linksseitenlage.
2. Aufnahme: Rektum a.-p. im Doppelkontrast, Rückenlage (oder Bauchlage, evtl. Kopftieflage).
Film 24×30 cm, quer, zweigeteilt

3. Film: Colon transversum a.-p. (Zäkum evtl. mit freiprojiziert).
Rückenlage, Film 35×35 cm, ungeteilt.

4. Film: Linke Kolonflexur.
Im Stehen unter DL freiprojiziert (meist linker vorderer Schrägdurchmesser). Film 24×30 cm/hoch/ungeteilt.

5. Film: Rechte Kolonflexur.
Im Stehen unter DL freiprojiziert (meist rechter vorderer Schrägdurchmesser). Film 24×30 cm/hoch/ungeteilt.

6. Film: Übersicht.
Im Stehen a.-p.
Film 35×35 cm/ungeteilt.

Varianten

Untersuchungstechnische Variante
Kolondoppelkontrast in Hypotonie:

Material (zusätzlich zu oben)
1 18er Nadel,
1 2-ml-Spritze mit 2 ml Buscopan (= 20 mg)
 (*Cave:* Glaukom und Tachykardie) oder
1 Insulinspritze mit 15 Teilstrichen = 0,4 mg Glucagon,
 Cutasept, Tupfer, Staubinde.

I. v.- oder i. m.-Injektion von Buscopan (bzw. Glucagon) vor Beginn der Instillation (oder bei Bedarf).

Filmtechnische Variante
Bucky-Tisch-Methode (nach Welin):

Filmmaterial: 6mal 24×30 cm, 5mal 30×40 cm.

Sonst Material und Technik wie oben.

1. Film: Rektum p.-a. im Doppelkontrast.
Bauchlage, Film 24×30 cm/hoch/ungeteilt.

2. + 3. Film: Rektum rechts bzw. links angehoben.
Bauchlage, ca. 30°–45° angehoben.
 Film 24×30 cm/hoch/ungeteilt.

4. Film: Rektum seitlich.
Linksseitenlage, Film 24×30 cm/hoch/ungeteilt.

5. + 6. Film: Abdomenübersicht im Liegen, rechts bzw. links angehoben.
Rückenlage, ca. 30°–45° angehoben, Zentrierung auf Nabel,
 Film 30×40 cm/ungeteilt.

7. Film: Abdomenübersicht im Liegen mit horizontalem Strahlengang.
Linksseitenlage, Zentrierung auf Nabel,
 Film 30×40 cm/ungeteilt.

8. Film: Abdomenübersicht im Liegen mit horizontalem Strahlengang.
Rechtsseitenlage, Zentrierung auf Nabel,
 Film 30×40 cm/ungeteilt.

9. Film: Abdomenübersicht im Stehen.
Zentrierung auf Nabel, Film 30×40 cm/ungeteilt.

10. Film: Abdomenübersicht im Stehen
(v. a. für rechte Kolonflexur).
Etwa 45° RAO, Zentrierung auf 2 QF oberhalb des Nabels,
 rechter Oberbauch. Film 24×30 cm/ungeteilt.

11. Film: Abdomenübersicht im Stand
(v. a. für linke Kolonflexur).
Etwa 45° LAO, Zentrierung auf 4 QF oberhalb des Nabels,
 linker Oberbauch. Film 24×30 cm/ungeteilt.

Komplikationen und ihre Behebung

Rektumperforation: Deshalb besonderes Augenmerk auf Beginn der Instillation des KM und der Luft!
Schmerzen bei Luftinsufflation: Entstehen manchmal durch segmentale Überblähung. Abhilfe durch Umlagerung (nicht geblähte, oralwärtige Darmschlinge nach oben).
Wenn sich die Darmschlingen nicht entfalten:
I. v.-Injektion von Buscopan (s. Variante).

Kolonfüllung über einen Anus praeter

Vorbereitung

Diät- und Abführmaßnahmen entsprechend
  Anleitung: (z. B. Prepacol: Zwei Tage vor der Untersuchung
  nur schwach gesüßten Kaffee oder Tee, Zwieback, Eier,
  magerer Schinken, kohlensäurefreies Mineralwasser.
Am Untersuchungsvortag zusätzlich viel Mineralwasser.
30 min vor dem Abendessen Prepacol-Lösung in 70 ml
  Wasser, vor dem Schlafengehen die 4 Tabletten unzerkaut
  mit 250 ml Wasser einnehmen.
Am Untersuchungstag Kaffee, Tee ohne Milch, Mineralwasser.)

Material
1 Beutel Kontrastmittel (50 g Bariumsulfat/100 ml, ca. 1 l, z. B. Micropaque Colon, zubereitet mit 1200 ml warmem Wasser, evtl. warmgehalten),
1 Einmalkolonbeutel mit Zuleitungsschlauch, Y-Verbindungsstück mit Gebläseball für die Luftgabe,
Anus-praeter-Sonde (z. B. Anus-praeter-Katheter, Nicholas, oder Blasenkatheter 14 Ch).

Filmmaterial: Abhängig von der Lage der Kolo- bzw. Ileostomie; 3mal 24×30 cm, 2mal 35×35 cm bereithalten.

Röhrenspannung: 90–110 kV.
Ausgangslage des DL-Geräts: horizontal.

Technik

Orientierende DL (KM-Reste, Verkalkungen, freie Luft?).

Digitale Kurzuntersuchung z. B. mit dem kleinen Finger (Stenose, Tumor; Blut oder Stuhl am Handschuh?).
Einführen der Sonde.
Instillation des KM unter DL-Kontrolle meist in Rückenlage des Patienten, ggfs. unter Druckerhöhung (z. B. Rollerpumpe)
(*Achtung:* nicht zuviel KM, sonst ist ein Doppelkontrast erschwert).
Durch Umlagerung KM-Verteilung erreichen:
Vorsichtige, dosierte Luftinsufflation (ggfs. mit Rollerpumpe und Druckbegrenzer) unter DL-Kontrolle, bis die entsprechenden Darmabschnitte entfaltet sind.
Röntgenfilmdokumentation entsprechend Anatomie.

Varianten

Untersuchungstechnische Variante
Kolondoppelkontrast in Hypotonie.

Material (zusätzlich zu oben)
1 18er Nadel,
1× 2-ml-Spritze mit 2 ml Buscopan (= 20 mg)
  (*Cave:* Glaukom und Tachykardie) oder
1 Insulinspritze mit 15 Teilstrichen = 0,4 mg Glucagon,
Hautdesinfektionsmittel, Tupfer, Staubinde.

Injektion von Buscopan (bzw. Glucagon) vor Beginn der Instillation (oder bei Bedarf).

Indikationsabhängige Variante
Bei Frage nach Dichtigkeit des Stomas oder Perforation Verwendung von jodhaltigem Kontrastmittel im Monokontrast.

Komplikationen und ihre Behebung

Darmperforation: Deshalb besonderes Augenmerk auf Kathetersondierung und den Beginn der Instillation des KM und der Luft!

Schmerzen bei Luftinsufflation: Entstehen manchmal durch segmentale Überblähung. Abhilfe durch Umlagerung (nicht geblähte, oralwärtige Darmschlinge nach oben oder i. v.-Injektion von Buscopan).

Defäkographie

Vorbereitung

Keine Vorbereitung (evtl. Dickdarmreinigung).

Material
1 Beutel Kontrastmittel (ca. 300–500 ml, ca. 50 g Bariumsulphat/100 ml, z.B. Micropaque Colon),
1 Einmalkolonbeutel mit Zuleitungsschlauch),
1 Rektalkatheter,
1 stabile, strahlendurchlässige Plastikschüssel (evtl. mit Krepp ausgelegt).

Filmmaterial: 100-mm-Kamera (geladen, 2 Bilder/s)
(oder: 1mal 24×30 cm, 1mal 18×24 cm).

Technik

Orientierende DL (KM-Reste, Verkalkungen, freie Luft?).
Rektale digitale Kurzuntersuchung (Stenose, Tumor; Blut oder Stuhl am Handschuh?).
Einführen der Olive.
Markierung der Rima ani mit KM.
Linksseitenlage des Patienten.
Instillation unter DL-Kontrolle, bis Sigma teilweise gefüllt ist.
Schlauch mit Olive entfernen.
Patient aufstehen lassen.
Tisch in die Vertikale fahren.
Plastikschüssel plazieren.
Patient auf die Schüssel setzen lassen (seitlich zum Strahlengang).

1. Bild: Rektum seitlich in Prallfüllung.
Patient streng seitlich (Hüftköpfe übereinander projiziert), Sakrumvorderwand mit abgebildet.
100-mm-Kamera
(oder Film 24×30 cm/zweigeteilt/quer, 1. Film/1. Bild).

2. Bild: Rektum seitlich Entleerungsphase.
Patient streng seitlich (Hüftköpfe übereinander projiziert), Sakrumvorderwand mit abgebildet.
100-mm-Kamera, 2 Bilder/s.
(oder Film 24×30 cm/zweigeteilt/quer, 1. Film/2. Bild).

3. Bild: Rektum seitlich nach Entleerung.
Patient streng seitlich (Hüftköpfe übereinander projiziert), Sakrumvorderwand mit abgebildet.
100-mm-Kamera
(oder Film 18×24 cm/ungeteilt/hoch, 2. Film/1. Bild).

Varianten

Untersuchungstechnische Variante

Untersuchung zusätzlich mit Dünndarmkontrastierung und Blasenfüllung (1 h vor der Untersuchung ca. 100 ml eines nichtionischen, jodhaltigen, nierengängigen KM i. v.) zur Darstellung einer möglichen Ursache einer Rektumimpression beim Preßvorgang.

Vordruck für eigenes Rezept:

Vorbereitung

Material

Filmmaterial:
Geräteeinstellung:

Technik

Nachsorge

Komplikationen und ihre Behebung

Tips und Tricks

Varianten

Arthrographien

Handgelenk-Arthrographie

Vorbereitung

Röntgenuntersuchung des Handgelenks in 2 Ebenen.

Material

2 5-ml-Spritzen (für KM und Anästhesie),
1 18er Nadel (für Anästhesie),
1 2er Nadel,
steriles Lochtuch,
sterile Tupfer,
sterile Handschuhe,
Kontrastmittel (1,5–4 ml, 60%ig),
Hautdesinfektionsmittel, Lokalanästhetikum,
Pflaster.

Filmmaterial: 1mal 18×24 cm.

Röhrenspannung: ca. 45–50 kV.

Technik

Vorbereitung
Hand mit Innenfläche flach aufgelegt, stark nach außen
 abgewinkelt
Hautdesinfektion
steril abdecken.

Punktion
Oberflächliche Hautanästhesie,
Punktion des Gelenkspalts von dorsal zwischen Radius und
 Os scaphoideum unter DL.

Intraartikuläre Injektion von 1,5–4 ml KM, Kanüle entfernen
Bewegungsübungen, bis gleichmäßige Verteilung erreicht ist.
Aufnahmen sofort (wegen KM-Resorption).

Aufnahmen
Zielaufnahmen unter DL
(z. B. 18×24 cm/quer/viergeteilt).
Gegebenenfalls Übersichtsaufnahmen am Bucky-Tisch
(Handgelenk in 2 Ebenen).

Schulter-Arthrographie

Vorbereitung

Röntgenuntersuchung der Schulter in 2 Ebenen.

Material (steriler Tisch)
1 10-ml-Spritze mit 18er Nadel für Lokalanästhesie,
1 20-ml-Spritze für KM
1 Spinalnadel 22G (schwarz),
1 flexibler Kunststoffverbindungsschlauch (ca. 20 cm lang)
steriles Lochtuch,
sterile Tupfer,
sterile Handschuhe,
Kontrastmittel (10–15 ml, 60%ig),
Lokalanästhetikum, Hautdesinfektionsmittel, Pflaster.

Filmmaterial: 5mal 18×24 cm.

Röhrenspannung: ca. 50–55 kV.

Technik

Vorbereitung
Flache Rückenlage,
Arm in leichter Abduktionshaltung und Außenrotation,
Hautdesinfektion,
steril Abdecken.

Punktion
Oberflächliche Hautanästhesie.

Unter DL Markierung der Einstichstelle etwa in Mitte des Gelenkspalts (ca. 1 cm caudal und lateral des Processus coracoideus)
Unter ständiger langsamer Lokalanästhesie-Injektion senkrechte Punktion des Gelenkspaltes von ventral. Intraartikuläre Injektion von 10–15 ml KM. Entfernen der Kanüle.
Aktive und passive Bewegungsübungen, bis gleichmäßiger Beschlag erreicht ist.
Aufnahmen sofort (wegen KM-Resorption).

Aufnahmen
1. Schulter a.-p. mit angelegtem Arm innenrotiert.
2. Schulter a.-p. mit angelegtem Arm außenrotiert.
3. Schulter a.-p. in Elevation innenrotiert.
4. Schulter a.-p. in Elevation außenrotiert.
5. Canalis-bicipitis-Aufnahme
   (Humeruskopfaufnahme tangential kaudokranial).

Kniegelenks-Arthrographie

Vorbereitung

Röntgenuntersuchung des Knies in 2 Ebenen.

Material (steriler Tisch)
1 5-ml-Spritze (für Lokalanästhesie),
1 20-ml-Spritze,
1 18er Nadel,
1 1er Nadel,
steriles Lochtuch,
sterile Tupfer,
sterile Handschuhe,
Kontrastmittel, Hautdesinfektionsmittel,
Lokalanästhetikum,
Kompressionsbinde,
Pflaster,
evtl. Einmalrasierer,
Schaumstoffkeil.

Filmmaterial: 2mal 24×30 cm, 2mal 18×24 cm.

Röhrenspannung: ca. 50 kV.

Technik

Vorbereitung
Rückenlage,
Kniegelenk entspannt lagern (Schaumstoffkeil unterlegen),
Hautdesinfektion (Rasur),
steril Abdecken.

Punktion

Patella anheben und nach außen schieben
(Patient dabei zum Entspannen des Kniegelenkes auffordern).
Nach örtlicher Betäubung der kutanen Punktionsstelle am Patellaunterrand (18er Nadel):
Punktion mit 1er Nadel von lateral an der Patellaunterfläche im Übergang vom oberen zum mittleren Drittel.
Unter langsamer Injektion von Lokalanästhetikum Vorschieben der Nadel von laterokranial nach mediokaudal.
Wenn kein Injektionswiderstand mehr vorliegt Umwechseln auf KM-Spritze.
Langsame Injektion des KM (richtige Lage, wenn das KM sich intraartikulär verteilt).
Injektion von 60 ml (30–70 ml) Luft mit entleerter KM-Spritze.
Entfernen der Nadel und Kompression der Injektionsstelle mit Finger (zur Verhinderung von Luftaustritt ins Gewebe).
Anlegen des Kompressionsverbandes (von kranial oberhalb der Patella nach kaudal bis in Höhe des Kniegelenkspalts, um die Luft aus dem Recessus suprapatellaris in den Kniegelenkraum zu bringen).
Bewegungsübungen, bis gleichmäßiger Beschlag erreicht ist.

Aufnahmen

1. Aufnahmeserie: Film 24×30 cm/quer/9-teilung.
Unter Aufklappen des medialen Gelenkspalts tangentiale Aufnahmen des Innenmeniskus
(je 3mal Vorderhorn, Intermediäranteil und Hinterhorn).
Beginn mit dem Vorderhorn,
Aufnahmeserie in 20°-Intervallen.

2. Aufnahmeserie: Film 24×30 cm/quer/9-teilung.
Unter Aufklappen des lateralen Gelenkspalts tangentiale Aufnahmen des Außenmeniskus (je 3mal Vorderhorn, Intermediäranteil und Hinterhorn).
Beginn mit dem Vorderhorn,
Aufnahmeserie in 20°-Intervallen.

3. Aufnahmeserie: 2 Filme 18×24 cm/hoch.
Kniegelenk in 2 Ebenen.

Nachsorge

Forcierte Belastung vermeiden

Komplikationen und ihre Behebung

Reizerguß: je nach Ausmaß abpunktieren oder
   spontane Rückbildung abwarten
Entzündung
KM-Nebenwirkung

Tips und Tricks

Verwendung eines „Hypomochlions"
   (z. B. Halteschlaufen, am DL-Tisch fixierbare Widerlager)
   zur Erleichterung der Aufklappung.

Oberes Sprunggelenk (Arthrographie)

Vorbereitung

Röntgenuntersuchung des OSG in 2 Ebenen.

Material (steriler Tisch)
1 2-ml-Spritze (für Lokalanästhetikum),
1 10-ml-Spritze für KM,
1 18er Nadel,
1 2er Nadel,
steriles Lochtuch, Tupfer,
sterile Handschuhe,
Kontrastmittel (4–5 ml, 60%ig),
Lokalanästhetikum, Hautdesinfektionsmittel, Pflaster,
evtl. Einmalrasierer,
Filmmaterial: 4mal 18×24 cm oder 2mal 24×30 cm/zweigeteilt.

Röhrenspannung: ca. 45 kV.

Technik

Vorbereitung
Rückenlage, Bein angewinkelt,
Fußsohle aufgestellt und leicht innenrotiert.
Hautdesinfektion (Rasur),
steril Abdecken.

Punktion
Oberflächliche Hautanästhesie.

Punktion des Gelenkspalts von ventral und medial
 (evtl. unter DL, Einstich medial der Sehne des M. tibialis
 anterior in leichter Innenrotation, *Cave:* A. dorsalis pedis!).
Intraartikuläre Injektion von 4–5 ml KM
Kanüle entfernen.
Bewegungsübungen, bis gleichmäßiger Beschlag erreicht ist.
Aufnahmen sofort (wegen KM-Resorption).

Aufnahmen (Bucky-Tisch)
1. streng a.-p.,
2. a.-p.-innenrotiert,
3. a.-p.-außenrotiert,
4. lateral.

Kontrastmittel – Organuntersuchungen

Bronchographie

Vorbereitung

Am Untersuchungstag nüchtern bleiben.
Thoraxröntgen in 2 Ebenen.

Material

Laryngoskop,
flexibler Gummikatheter (Größe 13–18 CH),
10-ml-Spritze mit Kontrastmittel
(wäßrige KM-Suspension 0,5 g Jod/ml, z.B. Hydrast, anwärmen);
10-ml-Spritze mit Lokalanästhetikum,
Nasen-Rachen-Anästhetikum,
Handschuhe,
Tupfer zum Festhalten der Zunge.

Filmmaterial: 3mal 24×30 cm.

Röhrenspannung: 80–90 kV.

Technik

Im Sitzen: gründliche Nasen-Rachen-Anästhesie,
laryngoskopische Einstellung der Stimmritze,
Einführen des Gummikatheters (evtl. unter Injektion
   von Lokalanästhetikum unter tiefer Inspiration!),
Vorschieben in den Hauptbronchus bzw. den entsprechenden
   Lappenbronchus (Fragestellung?)
Erneute rasche Injektion von Lokalanästhetikum während
   tiefer Inspiration,
Patient auf die entsprechende Seite legen, in Horizontale
   fahren, hoch- bzw. tieflagern (Unter- bzw. Oberlappen).

Injektion von KM unter DL in tiefer Exspiration
 bis sich die Subsegmentbronchien darstellen (Überspritzen vermeiden! Alveolen dürfen sich später auch nach Inspiration nicht darstellen).
Eventuell Prallfüllungsaufnahme (Film 24×30 cm/ungeteilt).
Nach tiefer Inspiration Doppelkontrast:

1. Film: 24×30 cm/ungeteilt.
Entsprechender Lungenlappen a.-p.

2. Film: 24×30 cm/ungeteilt.
Entsprechender Lungenlappen seitlich.

3. Film: 24×30 cm/ungeteilt.
Entsprechender Lungenlappen freiprojiziert.

Alle Aufnahmen in maximaler Inspiration und Atemstillstand.
KM absaugen, Katheter ziehen

Nachsorge

6 h Nahrungskarenz.
Thorax p.-a. nach 24 h.
Flüssigkeitszufuhr.
Expectorausgabe.

Komplikationen und ihre Behebung

Pneumonie: Antibiotikagabe.
Atelektase: Kontrolle, evtl. Absaugen.
Läsion der Stimmbänder: Phonationsprüfung.

Varianten

Filmtechnische Variante
Alle Aufnahmen mit 100 mm-Kamerafilm/Einzelbild

Cholezystcholangiographie

Vorbereitung

Am Vortag nicht blähende, schlackenarme Kost
(zu vermeiden: Eier, Zwieback, Obst, Teigwaren,
Milchspeisen)
Nüchtern seit 12 h,
Bilirubin unter 5 mg/dl,
Leeraufnahme (s. unten).

Material
gallegängiges Kontrastmittel zur i.V.-Injektion.
1 Verweil- bzw. Flügelkanüle (21 G bzw. 18 G),
Reizmahlzeit.

Filmmaterial: 3mal 24×30 cm, 1mal 18×24 cm,
  Schicht- und Spätaufnahmen extra.

Röhrenspannung: ca. 60 kV.

Technik

Alle Aufnahmen in Expiration und Atemstillstand.

1. Film: 24×30 cm/hoch/ungeteilt (Bucky-Tisch).
Leeraufnahme, Bauchlage, Patient um ca. 30° rechts
  angehoben, rechts zentriert.

Infusion des KM (z.B. als Kurzinfusion in 10–15 min.
  Zur Ermittlung der Infusionsgeschwindigkeit:
  ca. 20 Tropfen = 1 ml).

2. Film: 24×30 cm/hoch/ungeteilt (Bucky-Tisch).
15–25 min p.i.
Bauchlage, Patient um ca. 30° rechts angehoben, rechts zentriert.

Bei unzureichender Darstellung der Gallenblase:
Zusätzlicher Film: 24×30 cm/hoch/ungeteilt (Bucky-Tisch).
30–45 min p.i.
Bauchlage, Patient um ca. 30° rechts angehoben, rechts zentriert.

Bei weiterhin ungenügender Beurteilbarkeit der Gallenblase fakultativ weitere Spätaufnahmen z. B.
2 bzw. 3 Std. und 24 Std. p.i.

Bei unzureichender Darstellung der Gallenwege (und Gallenblase): Schichtaufnahmen (nur bis 90 min p.i. sinnvoll).
Film 3mal 24×30 cm/hoch/ungeteilt.
Lineare Verwischungstechnik, 8° Schichtwinkel, Schichtabstand 1 cm.
Bauchlage, Patient um ca. 30° rechts angehoben, rechts zentriert.
Schichthöhe meist 7, 8, 9 cm (Normalpatient).

Bei ausreichender Darstellung der Gallenblase:
3. Film: 18×24 cm/quer/zweigeteilt (Durchleuchtungsgerät).
Tubus eingefahren.
1. Bild: Im Stehen unter DL und Kompression Freiprojektion der Gallenblase und der Gallenwege.
2. Bild: Im Liegen unter DL und Kompression Freiprojektion der Gallenblase.

Applikation der Reizmahlzeit (abhängig von Konkrementnachweis und -größe).

Nach ca. 30 min. (je nach Herstellerangabe):

4. Film: 24×30 cm/hoch/ungeteilt (Bucky-Tisch).
Bauchlage, Patient um ca. 30° rechts angehoben, rechts zentriert

oder (bei Überlagerungen auch zusätzlich)

4. (bzw. 5.) Film: 18×24 cm/quer/zweigeteilt (Durchleuchtungsgerät). Tubus eingefahren.
1. Bild: Im Stehen unter DL und Kompression Freiprojektion der Gallenblase und der Gallenwege.
2. Bild: Im Liegen unter DL und Kompression Freiprojektion der Gallenblase.

Beschwerden und ihre Behebung

Zu schnelle KM-Injektion kann Übelkeit hervorrufen (wegen hepatozellulärem Transportmaximum): Reduzierung der Infusionsgeschwindigkeit.

Varianten

Untersuchungstechnische Variante
Kombination der „i.v.-Galle" mit der „oralen Galle":
Anfertigung der Leeraufnahme (s. oben) und Applikation des oralen Cholangiographikums am Abend des Vortages.
Injektion des gallegängigen KM am Untersuchungstag (weiteres Vorgehen s. oben).

Tips und Tricks

– bei Cholezystektomierten füllen sich die Gallenwege frühzeitig.
– auch bei KM-Infusionsabbruch (z. B. wegen Unverträglichkeit) Aufnahmen anfertigen, da Auswertung oft trotz geringerer Dosis möglich.

Galaktographie

Vorbereitung

Keine.

Material (steril)
Plastikschlauch mit aufgesetzter bzw. angearbeiteter stumpfer Kanüle mit Endloch (z. B. Galaktographie-Set)
(stumpfe Kanülen der Größe 7, 8 oder Dilatatoren der Größe 7, 8),
1 2-ml-Spritze mit KM (30–60%ig),
Lochtuch, Tupfer, Handschuhe, Hautdesinfektionsmittel,
evtl. Sprühverband.

Technik

Nach Reinigung der Brustwarze dosierte Kompression der Mamma, bis sich die Öffnung des sezernierenden Milchgangs anfeuchtet, evtl. Dilatation des Milchgangs.
Entlüftung von Schlauch und Kanüle mit KM.
Einführen der stumpfen Kanüle unter Fixation der Mamille.
Hochziehen der Brustwarze und Kompression.
Langsame Injektion von 0,5–2 ml KM (keine Luftbläschen!).
Dabei Angaben der Patientin beachten: Injektionsende bei beginnendem Spannungsgefühl.
Nach Entfernen der Kanüle Verschluß des Milchgangs durch Kompression (und evtl. Sprühverband).
Anschließend sofort:

Aufnahmen
Mammographie in 2 Ebenen.

Hysterosalpingographie

Vorbereitung

Untersuchung am besten zwischen Menstruation
und Ovulation, zwischen dem 7. und 14. Tag des Zyklus
Am Untersuchungstag ggf. während der Untersuchung
bei Bedarf 1 Ampulle Psyquil.

Material (steril)
2 Spekula,
2 Kornzangen für Tupfer,
2 Kugelzangen zur Fixierung der Portio,
Gefäß mit Desinfektionsmittel,
HSG-Besteck mit variablem Portio-Adapter
(je nach Portio mit unterschiedlich großem Konus),
10 ml-Spritze (Luer-Lock-Anschluß) mit nicht-ionischem Kontrastmittel
(300 mg Jod/ml oder z.B. Endografin 70%),
sterile Tupfer, Handschuhe, Unterlage.
Filmmaterial: 2mal 18×24 cm, evtl. 2mal 24×30 cm

Röhrenspannung: ca. 60 kV.

Technik

Lagerung der Patientin in Steinschnittstellung
auf dem DL-Tisch.
Nach Desinfektion der Haut und Vagina Einstellen der Portio
mit den Spekula.
Desinfektion von Vagina und Portio.

1. Kugelzange am unteren Teil der Portio, dann
2. Kugelzange am oberen Teil anhaken.

Entlüften des Konus mit KM.
Aufsetzen des Konus auf das Orificium externum der
 Portio unter Sicht,
mit den Kugelzangen unter Zug verhaken, nachspannen
 (fester Sitz!).
Patientin in normale Rückenlage bringen.
Langsame Injektion von KM unter DL (meist ca. 7 ml),
 bis sich Cavum und Tuben darstellen.

1. Film: 18×24 cm/quer/ungeteilt.
Füllungsphase (Cavum a.-p.), oder 100-mm-Kamerafilm.
2. Film: 18×24 cm/quer/ungeteilt.
Tubendarstellung mit Übertritt des KM in die
 freie Bauchhöhle, a.-p., oder 100-mm-Kamerafilm.

Eventuell
2. Film: 24×30 cm/zweigeteilt oder 18×24 cm/ungeteilt.
Rechts ca. 30° (entsprechend DL) angehoben für rechte Tube.
Links ca. 20° (entsprechend DL) angehoben für linke Tube,
oder 100-mm-Kamerafilm.
HSG-Besteck entfernen.

Eventuell direkt anschließend:
3. Film: 18×24 cm/quer/ungeteilt.
Entleerungsphase
Spätaufnahmen nach 30 min bzw. nach 24 Std.:
 Film 24×30 cm/ungeteilt:
kleines Becken a.-p.,
oder 100-mm-Kamerafilm.

Varianten

Untersuchungstechnische Variante
Verwendung unterschiedlicher Kanülen

Material

a) Leech-Wilkinson-Kanüle (Padgett instruments)
   oder
b) Rubens Kanüle (Am. V. Mueller)
   1 Hakenzange
   oder
c) Foley-Ballon-Katheter
   1 2 ml Spritze mit NaCl
   1 Kugelzange

Technik

zu a) Kanüle unter Drehbewegungen in den Zervikalkanal „einschrauben" (bei Multipara große Kanüle verwenden), KM langsam injizieren

zu b) Nach Einführen der Kanüle in den Zervikalkanal wird der obere Teil der Portio mit der Hakenzange „zusammengepreßt" (zum Abdichten)

zu c) Katheter mit Hilfe der Kugelzange in den Zervikalkanal einführen, Ballon mit 1–2 ml NaCl entfalten. Zug am Katheter zur Dichtigkeitsprüfung (Nachteil d. Katheters: schlechte Beurteilbarkeit des Zervikalkanals bzw. distalen (Cavums uteri).

Tips und Tricks

Wichtig für eine ordnungsgemäße Durchführung der Untersuchung ist die völlige Entspannung der Patientin.

Ausscheidungsurographie

Vorbereitung

Nüchtern seit 3 h.
Abführende und entblähende Maßnahmen am Vortag.
Kreatinin unter 4 mg/dl (mit hohen KM-Dosen
 unter Umständen auch bis 8 mg/dl).
Harnblase unmittelbar vor der Untersuchung
 entleeren lassen.

Material
Kontrastmittel (Dosierung: 1 ml/kg KG bei Erwachsenen;
bei Kindern
bis zum 1. Lebensjahr 3 ml/kg KG – max. 20 ml, minimal 12 ml –
bis zum 2. Lebensjahr 2,5 ml/kg KG – max. 20 ml –
bis zum 3. Lebensjahr 1,5 ml/kg KG – max. 25 ml –, meist 60%ig),
1 Flügel- bzw. Verweilkanüle (21 G bzw. 18 G).
Filmmaterial: 2mal 43×35 cm (bei Idealbedingungen für Erwachsene).

Röhrenspannung: ca. 60 kV.

Technik

Alle Aufnahmen in Expiration und Atemstillstand.
1. Film: 43×35 cm/hoch/ungeteilt.
Leeraufnahme
Rückenlage, untere Bildgrenze = Symphysenoberrand;
evtl. angehobene Aufnahme, evtl. Leertomographie.

i.v.-Injektion des KM.

2. Film: 43×35 cm/hoch/ungeteilt.
10–15 min p.i.
Rückenlage, untere Bildgrenze = Symphysenoberrand.

Weitere Zusatzaufnahmen, wenn erforderlich:

Zonographie: Film 24×30 cm/quer/ungeteilt.
Lineare Verwischungstechnik, 8°-Verwischungswinkel.
Rückenlage, Zentrierung auf Nierenregion.

Bei Bedarf *Schichtaufnahmen:*
Film 3mal 24×30 cm/hoch/ungeteilt.
Lineare Verwischungstechnik, 30°-Schichtwinkel.
Schichtabstand 1 cm, Zentrierung auf Nieren.
Schichthöhe meist 9, 10, 11 cm (Normalpatient).

Kompressionsaufnahmen (zur besseren Füllung
   der Nierenbecken)
(*Cave:* Kompression bei Harnwegsobstruktion oder Infektion)
Entweder Kompressorium in Rückenlage anlegen oder Patient
   mit Unterbauch auf Kompressionsmaterial
   (z. B. Schaumstoff- oder Luftkissen) lagern.
Nach 10–15 min *(Cave:* Schmerzen des Patienten):
Film 24×30 cm/quer/ungeteilt,
Rücken- bzw. Bauchlage, Zentrierung auf Nieren;
oder zur Darstellung der Ureteren:
Film 43×35 cm/hoch/ungeteilt,
Rückenlage (Kompressorium entfernen),
untere Bildgrenze = Symphysenoberrand.

Blasenaufnahmen:

1. Film: 24×30 cm/hoch/ungeteilt.
Volle Blase.
Untere Bildgrenze = 2 cm unter Symphysenoberrand.

2. Film: 18×24 cm/quer/ungeteilt.
Blase nach Entleerung.
Untere Bildgrenze = 2 cm unter Symphysenoberrand.

Bei Bedarf *Spätaufnahmen:* (z. B. stumme Niere, Obstruktion): 30 min, 1, 2, 12, 24 h p.i.

Varianten

Untersuchungstechnische Varianten

1. *Stehurogramm* im seitlichen Strahlengang in Ruhe und beim Preßversuch bei der Frage nach Blasentiefstand und im a.p.-Strahlengang bei der Frage nach Senkniere.
2. *Frühurogramm* als a.-p.-Aufnahme in Rückenlage bei der Frage nach Nierenarterienstenose direkt nach simeller KM-Injektion.
3. *Veratmungsurogramm* zur Frage der Fixation der Niere als a.-p.-Aufnahme mit langer Belichtungszeit und niedrigen mA-Werten.

Lymphographie

Vorbereitung

Untersuchungsleuchte bereitstellen.

Material

Lympho-Tisch (steril)
Gefäß mit NaCl,
10-ml-Spritze mit 18er Nadel für Lokalanästhesie,
Tupfer, Skalpell,
1 kleine Schere,
1 kleine gebogene Klemme,
  (z.B. Arterienklemme nach Halsted-Mosquito),
2 anatomische Pinzetten,
1 chirurgische Pinzette,
1 kleiner OP-Hakenhalter,
Catgut (plain, 4/0) oder Zwirn, steriles Pflaster,
2 Lympho-Einmalbestecke (Genetic Labaratories),
sterile Abdecktücher, steriler Kittel, Handschuhe.

Lympho-Tisch (unsteril)
5-ml-Spritze,
18er Nadel,
Lokalanästhetikum,
Patentblau (2 ml),
Injektor,
Doppelstück (Y-Verbindungsstück),
Injektorspritze,
16 ml Lipiodol,
Antibiotikumpuder bzw. -spray,
Hautdesinfektionsmittel.

Filmmaterial: 8mal 43×35 cm, 2mal 35×35 cm.

Röhrenspannung: ca. 70–80 kV.

Technik (jeweils linker und rechter Fuß)

Hautdesinfektion

2 ml Lokalanästhetikum mit 2 ml Patentblau mischen
Subkutane Injektion von je 1 ml Gemisch
  in die Interdigitalräume I/II und III/IV.
Patient gehen lassen (beschleunigt die Darstellung der
  Lymphgefäße).
Nach ca. ½ h Darstellung der Lymphgefäße am Fußrücken.
Vom Catcut zwei ca. 20 cm lange Fäden abschneiden und in
  NaCl einlegen.
Örtliche Betäubung am Fußrücken über einem Lymphgefäß
  (evtl. mit NaCl unterspritzen).
Mit Skalpell oberflächlich die Haut spalten und mit Schere
  stumpf spreizen.
Mit Haken Wunde aufhalten.
Mit anatomischer Pinzette stumpf präparieren und Lymph-
  gefäß unterfahren.
Von erkennbaren blauen Lymphgefäßen Bindegewebe mit
  anatomischer Pinzette entfernen.
Gerade verlaufendes Lymphgefäß aufsuchen und mit ein-
  geweichtem Faden proximal umschlingen und anspannen
  (Knoten nicht festziehen!).
Distalen Fußrücken massieren, bis Lymphgefäß dick ist.
Lymphgefäß mit Pinzette unterfahren und spannen.
Mit Einmalbesteck (NaCl-gefüllt) punktieren, Nadel im Gefäß
  vorschieben
Faden zwischen Punktionsstelle und Nadelspitze festziehen.
Plastikgriffe der Nadel distal der Injektionsstelle
  durch Pflaster fixieren.
(NaCl-Injektion überprüft richtigen Sitz).
Fadenenden distal mit Pflaster befestigen.

Injektion
Spritze mit Y-Doppelstück verbinden.
Injektionsmenge: 16–20 ml (= 8–10 ml Lipiodol pro Seite).
Injektionsgeschwindigkeit: 14 ml/h (= 7 ml/h pro Seite).

Aufnahmen
Leeraufnahmen (tiefes Becken, Abdomen)
1. Aufnahme direkt nach Injektionsende.
2. Aufnahme 24 h nach Injektionsende.
Jeweils:
- tiefes Becken a.-p.,
- Abdomen im Liegen a.-p.,
- Abdomen in linker und rechter schräger Sicht,
- Thorax a.-p.

Nachsorge

Kanülen entfernen.
Inzisionsstelle mit Antibiotikumpuder behandeln.
Mit sterilem Pflaster Inzisionsränder adaptieren und fixieren.
Verband.
24 h Bettruhe (*Cave:* Lungenödem).

Varianten

Indikationsabhängige Variante
Bei Frage nach Lymphödem Injektion von 60%igem
　wäßrigem Kontrastmittel.
Entsprechende Röntgenaufnahmen direkt nach
　Injektionsende.
Einstellung: tiefes Becken und Bein.

Miktionszystourethrographie

Vorbereitung

Keine.

Material

1er Nadel (bei Kleinkindern), lange 1er Nadel bzw. Spinalnadelnadel (22 G, bei größeren Kindern),
flexibler Verbindungsschlauch,
1 20-ml-Spritze mit KM (370 mg Jod/ml),
1 20-ml-Spritze (zur Abnahme von Urin),
2 sterile Röhrchen.

Filmmaterial: 100-mm-Kamerafilm
(oder 2mal 24×30 cm, 1mal 18×24 cm bereithalten).

Röhrenspannung: bei älteren Kindern bzw. Erwachsenen ca. 70 kV, bei kleinen Kindern 63 kV (nicht unter 60 kV!).

Technik

Vorbereitung
Blase des Patienten soll gefüllt sein (wenn möglich).
Schlauch mit Nadel verbinden.

Punktion
Kontrolle der gefüllten Blase (Perkussion, Ultraschall),
(Kind fixieren),
kurze, orientierende DL (Fremdkörper, Luft?),
schnelle, senkrechte Punktion direkt oberhalb
   der Symphysenmitte.

Entnahme von ca. 20 ml Urin zur Laboruntersuchung, Injektion des KM unter DL (gleichmäßige KM-Verteilung, Extravasat?).

Aufnahmen

1. Film: Füllungsphase der Blase (mit Nadel).
100-mm-Kamerafilm
oder
18×24 cm/quer/zweigeteilt, 1. Bild
(bei größeren Kindern auch 24×30 cm/zweigeteilt).
Nach ausreichender Füllung (DL) Nadel entfernen.
Patient seitlich drehen.

2. Film: Gefüllte Blase seitlich.
100-mm-Kamerafilm
oder
18×24 cm/quer/zweigeteilt, 2. Bild.
Patient in seitlicher (schräger) Lage.

Aufforderung, Wasser zu lassen (bzw. auf Spontanmiktion warten).

3. Film: Blase mit Urethra während der Miktion seitlich.
100-mm-Filmkamera, 2 Bilder/s
oder
18×24 cm/quer/zweigeteilt, 1. Bild.
Eventuell Patient während der Miktion in Rückenlage zurückbringen.

4. Film: Blase mit Urethra während der Miktion a.-p.
100-mm-Kamerafilm, 2 Bilder/s.
oder
18×24 cm/quer/zweigeteilt, 2. Bild.

Aufnahmen so einstellen, daß der distale Ureter abgebildet ist (Reflux!).

5. *Film* (nur bei Reflux): Nierenbecken beidseits a.-p.
100-mm-Kamerafilm
oder
18×24 cm/quer/ungeteilt.

Tips und Tricks

Zur Erleichterung der Spontanmiktion bei Kindern
  evtl. Wasserhahn anstellen oder kaltes Wasser auf den Bauch träufeln.

Sialographie

Vorbereitung

Keine,
evtl. Zitrone kauen lassen.
Leeraufnahme s. unten.
Untersuchungsleuchte bereitstellen.

Material

Plastikkatheter mit aufgesetzter stumpfer Kanüle mit Seitloch
(z.B. Rabinov-Set, Fa. Cook),
2 5-ml-Spritzen,
NaCl,
Kontrastmittel (ionisch, 60%Ig),
Tupfer,
evtl. Zitronensaft oder -bonbon,
evtl. Dilatator.
Filmmaterial: 1mal 18×24 cm, 1mal 24×30 cm.

Röhrenspannung: ca. 55 kV.

Technik

1. Film: 18×24 cm/quer.
Unterkiefer schräg als Leeraufnahme (Bucky-Tisch).

Patient sitzt im DL-Gerät.
Sondierung des Ausführungsgangs der Glandula parotis
   (Wangenmitte) oder der Glandula submandibularis
   (Zunge nach hinten bzw. oben halten lassen, Gangöffnung
   lateral des Zungenbändchens).

Wichtig: Schlauch und Kanüle vorher mit KM luftleer spülen.
Schlauch durch Tupfer polstern und durch Zusammenbeißen der Zähne fixieren.
Langsame, fraktionierte KM-Gabe unter DL.

2. Film: 24×30 mm/quer/viergeteilt (DL-Gerät).
1. Bild: anspritzen des Hauptgangs, seitlich.
2. Bild: Hauptgang und Seitengänge gefüllt seitlich.
3. Bild: tangential (= a.-p., unter DL einstellen).
4. Bild: zusätzliche schräge Projektionen unter DL.

Kanüle entfernen.

Eventuell Ablaufaufnahme nach 5 min (KM-Reste?).

Beschwerden

Parotisschwellung.

Tips und Tricks

Stellt sich bei der Sondierung kein Ausführungsgang dar, entweder mit Patient über Essen reden (Lieblingsgericht) oder Zitronensaft geben.

Vordruck für eigenes Rezept:

Vorbereitung

Material

_____   _____
_____   _____
_____   _____
_____   _____
_____   _____

Filmmaterial:
Geräteeinstellung:

Technik

_____
_____
_____
_____
_____
_____
_____
_____
_____
_____
_____
_____
_____

Nachsorge

Komplikationen und ihre Behebung

Tips und Tricks

Varianten

Myelographien

Thorakale Myelographie

Vorbereitung

Röntgenuntersuchung von LWS und BWS in 2 Ebenen.
Neurologische Untersuchung.

Material (steril)

Spinalnadel, gelb (G 20),
20-ml-Spritze mit 15 ml Kontrastmittel
 (nichtionisch, z.B. Solutrast 250 M oder Isovist 240),
Lochtuch, Handschuhe, Tupfer.
Hautdesinfektionsspray (z.B. Cutasept),
Kontrastmittel (zum Nachspritzen),
steriles Röhrchen (zur Liquoruntersuchung).
Fakultativ: 12er Nadel, 5-ml-Spritze und Lokalanästhetikum
(zur Hautästhesie).

Filmmaterial: 5mal 24×30 cm.

Technik

Lagerung
Patient in Seitenlage,
Hals gebeugt (Kinn an die Brust angezogen).

Punktion
(Fakultativ: Hautanästhesie in Höhe des Stichkanals.)

Punktion des Spinalkanals meist in Höhe $L_{3/4}$ (bzw. $L_{2/3}$).

Entfernen des Mandrins.

Freies Abtropfen des Liquors (Abnahme zur zytologischen Untersuchung).
Patient in leichte Kopftieflage fahren.
Injektion des KM (Injektionsgeschwindigkeit 10 ml/30 s), evtl. anfangs unter DL zum Ausschluß epiduraler Injektion.
Nach Injektionsende Entfernen der Nadel und sofortiges Umlagern in Rückenlage (Untersuchungstisch in Horizontallage).

Aufnahmen

1. Film: 24×30 cm/hoch/zweigeteilt.
1. Bild: unter DL dorso-lumbaler Übergang a.-p.
2. Bild: unter DL BWS a.-p.

2. Film: 24×30 cm/hoch/zweigeteilt.
1. Bild: zervikodorsaler Übergang a.-p.
2. Bild: variabel (entsprechend klinischem Befund).

Bei Kyphose (KM-Stop) Umlagerung in Kopftieflage.

Bei fraglich patholog. Befund Schrägaufnahmen.
Eventuell Tomographie in Rückenlage bei Verdacht auf kleinere intramedulläre Veränderungen (z. B. Angiom, Durafistel):
lineare Verwischungstechnik, Tomographiewinkel 30°, Schichtabstände 0,5 cm.

Bei Verwendung eines C-Bogens oder Vorhandensein eines Stativs:

3. Film: 24×30 cm/hoch/ungeteilt.
Dorsolumbaler Übergang seitlich (Patient in Rückenlage).

4. Film: 24×30 cm/hoch/ungeteilt.
BWS seitlich (Patient in Rückenlage).

5. Film: 24×30 cm/hoch/ungeteilt.
Zervikodorsaler Übergang seitlich (Patient in Rückenlage).

Nachsorge

24 h Bettruhe,
Kopfteil erhöht (Körperlage egal!) für ca. 8 Std.,
vermehrte Flüssigkeitszufuhr (ca. 2–3 l).

Beschwerden

Kopfschmerzen (durch Liquorunterdruck meist erst am
  Folgetag): Behandlung nicht mit Schmerztabletten, sondern
  durch Flachlagerung.

Varianten

Filmtechnische Variante
Alle Aufnahmen mit 100-mm-Kamerafilm/Einzelbild.

Lumbale Myelographie

Vorbereitung

Röntgenuntersuchung oder LWS in 2 Ebenen.
Neurologische Untersuchung.

Material (steril)
Spinalnadel, gelb G 20 (oder schwarz G 22),
10-ml-Spritze mit 10-ml-Kontrastmittel
(nichtionisch, z. B. Solutrast 200 M oder Isovist),
Lochtuch, Handschuhe, Tupfer.
Hautdesinfektionsspray (z. B. Cutasept),
Kontrastmittel (zum Nachspritzen),
steriles Röhrchen (zur Liquoruntersuchung),
Schaumstoffkeil.
Fakultativ: 12er Nadel, 5 ml Spritze und Lokalanästhetikum
(zur Hautanästhesie).
Filmmaterial: 2mal 24×30 cm

Technik

Lagerung
Patient in Seitenlage, Knie stark angezogen
Hals gebeugt (Kinn an die Brust angezogen)
oder im Sitzen (Katzenbuckel).

Punktion
(Fakultativ: Hautanästhesie in Höhe des Stichkanals.)

Punktion des Spinalkanals meist in Höhe $L_{3/4}$ (bzw. $L_{2/3}$).

Entfernen des Mandrins,
Abtropfen freien Liquors (Abnahme des Liquors
  zur zytologischen Untersuchung).

Patienten in leichte Fußtieflage fahren.
Injektion des KM (Injektionsgeschwindigkeit 10 ml/30 s),
evtl. anfangs unter DL zum Ausschluß epiduraler Injektion.
Nach Injektionsende Entfernen der Nadel.

Aufnahmen
1. Film: 24×30 cm/hoch/2-geteilt.
1. Aufnahme: Unter DL lumbaler Spinalkanal seitlich
  (Durasack gefüllt).

Patient in Rückenlage bringen, dann ca. 30° rechts anheben
(Schaumstoffkeil).

2. Aufnahme: Unter DL Verlauf der lumbalen Wurzeltasche der Wurzeltaschen nach ventrolateral!), evtl. ganz horizontal fahren.

2. Film: 24×30 cm/hoch/2-geteilt.
1. Aufnahme: Unter DL lumbaler Spinalkanal p.-a.
Patient in Rückenlage brinernen der Nadel und sofortiges
  Umlagern in Rückenlage (Ungen, dann ca. 30° links anheben (Schaumstoffkeil).
2. Aufnahme: Unter DL Verlauf der lumbalen Wurzeltaschen
  rechts.

Eventuell Funktionsaufnahmen in maximaler
  In- und Reklination.
3. und 4. Film: 24×30 cm/hoch/ungeteilt.
(Linksseitenlage, seitlicher Strahlengang).
Eventuell bei unsicherem Befund 2 weitere gestaffelte
  Schrägaufnahmen (zwischen 15° und 45° Schräglagerung)
  der pathologischen Seite

Nachsorge

24 h Bettruhe,
Kopfteil erhöht (Körperlage egal!) für ca. 8 Std.,
vermehrte Flüssigkeitszufuhr (ca. 2–3 l).

Beschwerden

Kopfschmerzen (durch Liquorunterdruck meist erst am
  Folgetag): Behandlung nicht mit Schmerztabletten, sondern
  durch Flachlagerung.

Varianten

Filmtechnische Variante
Alle Aufnahmen mit 100-mm-Kamerafilm/Einzelbild.

Computertomographie

Ösophagus-CT

Vorbereitung

Nahrungskarenz von 3 h (KM-Gabe).

Material (bei Bedarf)
CT-geeignetes Kontrastmittel zur oralen Applikation (z. B. Miropaque CT).
100 ml nichtionisches KM (ca. 300er) (zur Bolusinjektion).
1 Flügelkanüle (16 G).
2 50-ml-Spritzen (KM bereits aufgezogen).

Technik

Einstellung
Patientenlagerung: Rückenlage, Arme hinter dem Kopf verschränkt.
Scananfang: Supraklavikulargrube.
Scanende: Truncus coeliacus.
Atemlage: inspiratorischer Atemstillstand.

Geräteeinstellung
Topogramm (Scanogramm): a.-p., wenn erforderlich.
Neigung der Abtasteinheit: 0.
Schichtdicke: 8 mm.
Schichtabstand: 8 mm.
Fensterlage: Weichteilfenster: 40–60 HE.
Fensterweite: Weichteilfenster: ca. 300 HE.

Tips und Tricks

Bei nur schlechter Kontrastierung während der Untersuchung mehrfach KM trinken lassen (vor allem zur besseren Beurteilung von Stenosen).

Oberbauch-CT

Vorbereitung

Nahrungskarenz von 3 h (KM-Gabe).

Bei Bedarf orale Applikation von 500 ml KM ca. 30 min vor der Untersuchung, die letzten 100 ml KM unmittelbar vor der Untersuchung (Fragestellung, z. B. Pankreas, beachten).

Material (bei Bedarf)
500 ml für CT geeignetes KM zur oralen Applikation
(z. B. Micropaque CT oder jodhaltiges KM in 3%iger Verdünnung).
100 ml nichtionisches KM (ca. 300 mg J/ml)
1 Flügelkanüle (18 od. 16 G)
2 50-ml-Spritzen (KM bereits aufgezogen)
Buscopan (Glucagon)
1 2-ml-Spritze
1 18er Nadel

Technik

Einstellung
Patientenlagerung: Rückenlage, Arme hinter dem Kopf verschränkt.
Scananfang: Zwerchfellkuppe.
Scanende: entsprechend Fragestellung, mindestens bis Nierenunterrand.
Atemlage: exspiratorischer Atemstillstand.

Geräteeinstellung
Topogramm (Scanogramm): a.-p., wenn erforderlich.
Neigung der Abtasteinheit: 0.
Schichtdicke: 8–10 mm.
Schichtabstand: 8–10 mm.
Fensterlage: Weichteilfenster: 40–60 HE.
Fensterweite: Weichteilfenster: 200–300 HE.

Tips und Tricks

Bei Frage nach Konkrement in den Gallenwegen Wasser als orales KM und i.v.-Applikation von Glucagon

Abdomen-CT

Vorbereitung

Nahrungskarenz von 3 h (KM-Gabe).
Etwa 1 h vor der Untersuchung bis kurz vor Untersuchungsbeginn fraktionierte Applikation von 1000 ml für CT geeignetes KM oral.
Eventuell Scheidentampon einführen lassen.
Eventuell rektale Instillation von geeignetem KM (ca. 500–1000 ml).

> **Material** (bei Bedarf)
> 1000 ml zur oralen Applikation geeignetes KM
> (z. B. Micropaque CT od. jodhaltiges KM in 3%iger Verdünnung),
> bei rektaler KM-Gabe zusätzlich ca. 500–1000 ml KM.
> 1 Einmalkolonbeutel mit Zuleitungsschlauch
> 1 Scheidentampon
> 100 ml nichtionisches KM (ca. 300 mg J/ml) zur i.v.-Applikation
> 1 Flügelkanüle (18 od. 16 G)
> 2 50-ml-Spritzen (KM bereits aufgezogen)
> Buscopan (Glucagon)
> 1 2-ml-Spritze
> 1 18er Nadel

Technik

Einstellung
Patientenlagerung: Rückenlage, Arme hinter dem Kopf verschränkt.
Scananfang: Zwerchfellkuppe.
Scanende: etwa Sitzbeinunterrand.
Atemlage: exspiratorischer Atemstillstand.

Geräteeinstellung
Topogramm (Scanogramm): a.-p., wenn erforderlich.
Neigung der Abtasteinheit: 0.
Schichtdicke: 8–10 mm.
Schichtabstand: 8–10 mm von Zwerchfellkuppe bis Nierenunterrand und im kleinen Becken, 16–20 mm im übrigen Bereich.
Fensterlage: Weichteilfenster: 40–60 HE.
Fensterweite: Weichteilfenster: 200–500 HE.

| *Tips und Tricks* |

- bis auf Ausnahmen (z. B. Bauchaortenaneurysma, Hämatom) immer orale KM-Gabe
- bei intestinaler Fragestellung, rektaler Einlauf von Speiseöl.

Becken

Vorbereitung

Nahrungskarenz von 3 h (KM-Gabe).
Harnblase vor der Untersuchung nicht entleeren (Untersuchung mit gefüllter Harnblase!).
Etwa 60–90 min vor der Untersuchung möglichst zügige Applikation von 1000 ml für CT geeignetes KM oral
Eventuell Scheidentampon einführen lassen.
Eventuell rektale Instillation von geeignetem KM (ca. 500 ml).
Eventuell Injektion von Buscopan (Glucagon) zur Dämpfung der Darmperistaltik.

Material (bei Bedarf)
1000 ml zur oralen Applikation geeignetes KM
(z. B. Micropaque CT od. jodhaltiges KM in 3%iger Verdünnung),
bei rektaler KM-Gabe zusätzlich ca. 500–1000 ml KM
1 Einmalkolonbeutel mit Zuleitungsschlauch
1 Scheidentampon
100 ml nichtionisches KM (ca. 300 mg J/ml) zur i. v.-Applikation
1 Flügelkanüle (18 od. 16 G)
2 50-ml-Spritzen (KM bereits aufgezogen)
Buscopan (Glucagon)
1 2-ml-Spritze
1 18er Nadel

Technik

Einstellung
Patientenlagerung: Rückenlage, Arme hinter dem Kopf oder auf der Brust verschränkt.

Scananfang: Crista iliaca.
Scanende: etwa Sitzbeinunterrand.
Atemlage: exspiratorischer Atemstillstand oder flache Atmung.

Geräteeinstellung
Topogramm (Scanogramm): a.-p., wenn erforderlich.
Neigung der Abtasteinheit: 0.
Schichtdicke: 8–10 mm.
Bei besonderer Fragestellung
 (z. B. Prostata-, Harnblasentumor) 2–5 mm.
Schichtabstand: 8–10 mm bzw. bei besonderer Fragestellung entsprechend der dünneren Schichtdicke.
Fensterlage: Weichteilfenster: 40–60 HE.
Fensterweite: Weichteilfenster: 200–500 HE.

CT der LWS nach intrathekaler KM-Gabe (Myelo-CT)

Vorbereitung

Röntgenuntersuchung von LWS und BWS in 2 Ebenen.
Neurologische Untersuchung.

Material (steril)
Spinalnadel, gelb (G 20),
10-ml-Spritze mit 10-ml-Kontrastmittel
(nichtionisch, z. B. Solutrast 200 M oder Isovist),
Lochtuch, Handschuhe, Tupfer.
Hautdesinfektionsspray (z. B. Cutasept),
Kontrastmittel (zum Nachspritzen),
steriles Röhrchen (zur Liquoruntersuchung),
Schaumstoffkeil.

Technik

Lagerung
Patient in Seitenlage, Knie stark angezogen
Hals gebeugt (Kinn an die Brust angezogen).

Punktion
Punktion des Spinalkanals meist in Höhe $L_{3/4}$ (bzw. $L_{2/3}$).
Abnahme des Liquors zur zytologischen Untersuchung.
Injektion des KM (Injektionsgeschwindigkeit 10 ml/60 s),
nach Injektionsende Entfernen der Nadel.
Patienten einmal um eigene Achse drehen lassen.

Kontrastmittel

a) intrathekal (10 ml nichtionisch, z. B. Solutrast 200 M oder Isovist).
b) Intravenös, z. B. bei Frage nach Tumor (100 ml nichtionisches KM, mind. 300 mg Jod/ml, als Bolus).

Einstellung

Patientenlagerung: Rückenlage, Arme hinter dem Kopf oder auf der Brust verschränkt.
Ausgleich der Lendenlordose bei lumbalem CT (Knierolle, Keilkissen unter dem Becken).
Scananfang: nach klinischen Angaben.
Scanende: nach klinischen Angaben.
Atemlage: flache Atmung.

Geräteeinstellung

Topogramm (Scanogramm): seitlich.
Neigung der Abtasteinheit: 0.
Schichtdicke: 2 mm.
Schichtabstand: 4 mm.
Fensterlage: a) Weichteilfenster: 40–60 HE,
 b) Evtl. Knochenfenster: 100–400 HE.
Fensterweite: a) Weichteilfenster: ca. 300 HE,
 b) Evtl. Knochenfenster: ca. 800 HE.

Nachsorge

---

24 h Bettruhe,
Kopfteil stark erhöht (Körperlage sonst egal),
vermehrte Flüssigkeitszufuhr (ca. 2–3 l).

Vordruck für eigenes Rezept:

Vorbereitung

Material

Filmmaterial:
Geräteeinstellung:

Technik

Nachsorge

Komplikationen und ihre Behebung

Tips und Tricks

Varianten

Gefäßdarstellungen

DSA der A. carotis interna

Vorbereitung

Nahrungskarenz von mindestens 6 h.
Gerinnung (z. B. Quick-Wert, PTT, Thrombos), Hämatokrit, Kreatinin.
Neurologische Untersuchung,
Schädel-CT,
Röntgenthorax.

Material

Angio-Tisch (steril)
Gefäß mit NaCl und Heparin (200 IU/100 ml = z. B. 1 Ampulle Vetren),
Gefäß mit Kontrastmittel,
1 Spritze (10 ml, Luer-Lock für KM),
1 Spritze (10 ml, Luer für Spülung),
10-ml-Spritze mit 18er und 1er Nadel für Lokalanästhesie,
Tupfer (10 kleine, 10 große),
Skalpell,
Punktionsnadel (16 G),
sterile Abdecktücher,
steriler Kittel, Handschuhe.

1 NaCl-Infusion (250 ml mit 600 IU Heparin = 3 Ampullen Vetren) mit Infusomat-Besteck (steril),
Infusomat,
Kontrastmittel (nicht-ionisch, 300 mg Jod/ml),
Lokalanästhetikum,
Hautdesinfektionsmittel (z. B. Cutasept),
18er Verweilkanüle für peripheren Zugang,
1 Vollelektrolytinfusion (z. B. Elomel)
inkl. Besteck,
EKG-Gerät,
Blutdruckmanschette,
(Einmal)Rasierer.

Katheter
Headhunter-Katheter I oder Multipurpose-Katheter
(bei älteren Patienten evtl. Sidewinder II),
6 French (.035 inch, Länge 100 cm),
J-Guide (0,89 mm Durchmesser, 145 cm Länge).

Technik

Lagerung (Vorbereitung)
Rückenlage.
EKG und Blutdruckmeßgerät anlegen,
peripheren Zugang legen (Infusion).
Ausrasieren der Leisten,
Hautdesinfektion,
Abdecken mit sterilen Tüchern.

Punktion
Seldinger-Technik:
A. femoralis (nach Lokalanästhesie und Hautinzision) punktieren.
Einführen des J-Guides.
Punktionskanüle entfernen.
Katheter über Guide einführen und vorschieben.
Guide entfernen.
Katheter im Aortenbogen drehen und Spitze in der A. carotis communis plazieren.
Durch Probeinjektion Kontrolle der A. carotis communis bzw. der Karotisgabel (Stenosen, Plaques?),
eventuell *1. Aufnahmeserie* (fakultativ):
Injektionsparameter s. unten.
Patient ca. 15°–35° ipsilateral angehoben,
kurze DSA-Serie (ca. 3–5 s).
Plazieren der Spitze im Anfangsteil der A. carotis interna.

Injektionsparameter

Etwa 4 ml nichtionisches KM (300 mg Jod/ml),
Verdünnung 1:1 mit NaCl 0,9% = 150 mg Jod/ml
 (= 8 ml Injektionsvolumen)
Handinjektion.

DSA-Bedingungen 3 Bilder/s,
Injektion direkt nach Anfertigung der Masken.

Aufnahmebedingungen

Rückenlage, Atemstillstand.

Aufnahmen

1. Aufnahmeserie: p.-a.-Strahlengang (ggf. Vergrößerung).

2. Aufnahmeserie: seitlicher Strahlengang
 (ggf. Vergrößerung).
(Schräge Sichten zusätzlich bei Bedarf.)

Varianten

Untersuchungstechnische Variante

Legen einer Schleuse

Material

Schleuse (7-French).
kurzer J.-Guide (0,9 mm Durchmesser, meist Bestandteil des Sets).

Technik

Nach Punktion der A. femoralis kurzen J-Guide einführen.
Punktionsbesteck (Dilatator in Schleuse) über J-Guide einführen.
J-Guide mit Dilatator entfernen.
Schleuse spülen.
Katheter (ggf. mit eingeführtem Guide) in Schleuse einführen.

Nachsorge

Kontrolle auf KM-Reaktion,
ca. 10 min Abdrücken der Punktionsstelle,
Druckverband.
Mindestens 24 h Bettruhe.

Tips und Tricks

Katheter während der Injektionspausen an NaCl-Infusion anschließen. Verhindert ein Verstopfen des Katheters und Koagelbildung.

DSA der A. vertebralis

Vorbereitung

Nahrungskarenz von mindestens 6 h.
Gerinnung (z. B. Quick-Wert, PTT, Thrombos), Hämatokrit, Kreatinin
Neurologische Untersuchung,
Schädel-CT,
Röntgenthorax.

Material

Angio-Tisch (steril)
Gefäß mit NaCl und Heparin (200 IU/100 ml = z. B. 1 Ampulle Vetren),
Gefäß mit Kontrastmittel,
1 Spritze (10 ml, Luer-Lock) für KM,
1 Spritze (10 ml, Luer) für Spülung,
10-ml-Spritze mit 18er und 1er Nadel für Lokalanästhesie,
Tupfer (10 kleine, 10 große),
Skalpell,
Punktionskanüle (16 G),
evtl. Schleuse (7 French),
sterile Abdecktücher, Kittel, Handschuhe.

1 NaCl-Infusion (250 ml mit 600 IU Heparin = 3 Ampullen Vetren)
  mit Infusomat-Besteck (steril),
Infusomat,
Kontrastmittel (nicht-ionisch, 300 mg Jod/ml)
    Lokalanästhetikum, Hautdesinfektionsmittel
    (z. B. Cutasept),
Verweilkanüle (18er) für peripheren Zugang,
1 Vollelektrolytinfusion (z. B. Elomel)
inkl. Besteck,
EKG-Gerät,
Blutdruckmanschette,
(Einmal)Rasierer.

Katheter
Multipurpose-Katheter, Headhunter-Katheter I (v. a. rechte A. vertebralis)
Multipurpose-Katheter, Sidewinder II (v. a. linke A. vertebralis)
6 French (.035 inch, Länge 100 cm),
J-Guide (0,89 mm Durchmesser, 145 cm Länge).

Technik

Lagerung (Vorbereitung)
Rückenlage,
Ausrasieren der Leisten, Hautdesinfektion,
Abdecken mit sterilen Tüchern.

Punktion
Seldinger-Technik:
A. femoralis (nach Lokalanästhesie und Hautinzision) punktieren.
Einführen des J-Guides.
Punktionskanüle entfernen.
Katheter über Guide einführen und vorschieben,
Guide entfernen.
Katheter im Aortenbogen drehen und Spitze in der A. subclavia plazieren.
Durch Probeinjektion Kontrolle des Abgangs der A. vertebralis (Stenose, Plaques-Prädilektionsstelle!).
Plazieren der Spitze im Anfangsteil der A. vertebralis (evtl. Guide mit weicher Spitze verwenden).

Injektionsparameter
Etwa 3 ml nichtionisches KM (300 mg Jod/ml)
Verdünnung 1:1 mit NaCl 0,9% = 150 mg Jod/ml
(= 6 ml Injektionsvolumen)
Handinjektion.

DSA-Bedingungen 3 Bilder/s.
Injektion direkt nach Anfertigung der Masken.

Aufnahmebedingungen
Rückenlage, Atemstillstand.

Aufnahmen
1. *Aufnahmeserie:* p.-a.-Strahlengang, ca. 30° kraniokaudal (ggf. Vergrößerungstechnik).

2. *Aufnahmeserie:* seitlicher Strahlengang (ggf. Vergrößerungstechnik).

Varianten

Untersuchungstechnische Variante
Legen einer Schleuse

Material
Schleuse (7-French).
kurzer J-Guide (0,9 mm Durchmesser, meist Bestandteil des Sets).

Technik
Nach Punktion des A. femoralis kurzen J-Guide einführen.
Punktionsbesteck (Dilatator in Schleuse) über J-Guide einführen.
J-Guide mit Dilatator entfernen.
Schleuse spülen.
Katheter (ggf. mit eingelegtem Guide) in Schleuse einführen.

Nachsorge

Kontrolle auf KM-Reaktion,
ca. 10 min Abdrücken der Punktionsstelle,
Druckverband.
Mindestens 24 h Bettruhe.

Halsgefäß-DSA
(intraarterielle Injektion)

Vorbereitung

Nahrungskarenz von 6 h.
Gerinnung (z. B. Quick-Wert, PTT, Thrombos), Kreatinin, Hämatokrit.
Röntgenthorax in 2 Ebenen.

Material
Angio-Tisch (steril)
Gefäß mit NaCl und Heparin (200 IU/100 ml),
2 große Spritzen (20 oder 30 ml),
1 große KM-Spritze (Luer-Lock, z. B. 20 ml),
10-ml-Spritze mit 18er und 1er Nadel für Lokalanästhesie,
Tupfer (10 kleine, 10 große),
Skalpell,
Punktionskanüle (16 G, bei 4-French-Kathetern weitlumige 18 G-Kanüle),
Zweiwegehahn (Hochdruck),
sterile Abdecktücher,
steriler Kittel, Handschuhe,
Einmalrasierer,
Hautdesinfektionsmittel,
Kontrastmittel, Lokalanästhetikum.

Katheter
Pigtail-Katheter 5 French (100 cm),
J-Guide mit beweglicher Seele
(0,89 mm Durchmesser, 145 cm Länge).

Technik

Lagerung (Vorbereitung)
Rückenlage.
Ausrasieren der Leisten,
Hautdesinfektion,
Abdecken mit sterilen Tüchern.

Technische Vorbereitungen
Injektionsspritze füllen.

Punktion
Seldinger-Technik.
A. femoralis (nach Lokalanästhesie und Hautincision)
  punktieren (pulsierender Blutstrahl).
Einführen des J-Guides durch Kanüle.
Punktionskanüle entfernen.
Katheter über Guide einführen und vorschieben.
Guide entfernen.
Katheter im Anfangsteil der Aorta ascendens
  (ca. 2 cm distal der Klappe) plazieren.
Probeaspiration von Blut, Injektion von NaCl (kein Widerstand),
Probeinjektion von KM zur Lagekontrolle,
Anschluß an Injektor.

Injektionsparameter
30–40 ml nichtionisches KM (ca. 300 mg Jod/ml),
Geschwindigkeit: 14–18 ml/s,
Injektoreinstellung: Strahlung vor Spritze.
Delay (wenn nötig) einstellen (2 s).

Aufnahmebedingungen
4 Bilder/s.
Injektion nach Beendigung der Masken.
Delay (wenn nötig) einstellen.
Exspiratorischer Atemstillstand.

Aufnahmen

1. Serie: Aortenbogenübersicht (30°–45° LAO).
Tip: Katheter unter DL aufdrehen!

2. Serie: Rückenlage, Hals a.-p. (evtl. Vergrößerungstechnik), Kopf nach links gewendet (ca. 30°–45° LAO).

3. Serie: Rückenlage, Hals a.-p. (evtl. Vergrößerungstechnik), Kopf nach rechts gewendet (ca. 30°–45° RAO).

4. Serie (fakultativ): Rückenlage, Hals a.-p.
(evtl. Vergrößerungstechnik),
Röhre 30° kraniokaudal geneigt.

Nachsorge

Kontrolle auf KM-Reaktion,
ca. 10 min Abdrücken der Punktionsstelle,
Druckverband.
Mindestens 24 h Bettruhe.

Halsgefäß-DSA
(zentralvenöse Injektion)

Vorbereitung

Nahrungskarenz von mindestens 6 h.
Gerinnung (z. B. Quick-Wert), Kreatinin.
Röntgenthorax.

Material

DSA-Tisch (zentral-venös, steril)
Gefäß mit NaCl und Heparin (200 IU/10 ml),
1 oder 2 große Spritzen (20 oder 30 ml) für NaCl,
1 große Spritze (20–30 ml, Luer-Lock) für KM,
10-ml-Spritze für Lokalanästhesie,
18er (oder 12er) Nadel für Lokalanästhesie,
Bei transfemoralem Zugang zusätzlich 1er-Nadel,
Punktionskanüle (16 G),
Skalpell,
Zweiwegehahn (Hochdruck),
sterile Tupfer (10 kleine, 10 große),
Abdecktücher, Handschuhe.

Kontrastmittel, Lokalanästhetikum,
Hautdesinfektionsmittel (z. B. Cutasept),
Einmalrasierer bei transfemoralem Zugang.

Katheter
Pigtail-Katheter 5 French, Länge 65 cm
(oder: gerader Katheter mit Seitlöchern, 5 French, Länge 65 cm),
J-Guide (0,89 mm Durchmesser, 125 cm Länge),
oder Pigtail-Katheter 4 French (bei einigen Firmen dann J-Guide
   mit 0,81 mm Durchmesser!)

Technik

Lagerung
Rückenlage.

Technische Vorbereitungen
Injektionsspritze füllen.

Punktion
Seldinger-Technik:

V. cubitalis: (medial in der Ellbeuge) nach Lokalanästhesie und Hautincision mit Verweilkanüle punktieren.
Mandrin aus Punktionskanüle entfernen.
Geraden Guide bis zur V. cava superior einführen
(evtl. unter Abduktion und Elevation des Armes).
Kanüle entfernen und Katheter über Guide einführen.
Katheterspitze in distaler V. cava sup. plazieren.

V. femoralis: Lokalanästhesie und Hautincision
ca. 1 cm medial des A. femoralis-Pulses.
V. femoralis unter Valsalva-Preßversuch punktieren.
Mandrin aus Punktionskanüle entfernen.
Spritze aufsetzen, Unterdruck erzeugen.
Blutaspiration zeigt richtige Lage (wenn nicht,
Kanüle bei Unterdruck langsam zurückziehen).
Guide über Verweilkanüle einbringen. Kanüle entfernen.
Katheter über Guide einführen und mit Spitze in distaler
V. cava inferior kurz vor dem Vorhof plazieren.
Guide entfernen.
Probeaspiration v. Blut, Injektion von NaCl (Widerstand?)
KM-Probeinjektion zur Lagekontrolle, Injektoranschluß.

Injektionsparameter
Etwa 30–50 ml nichtionisches KM (350–370 mg Jod/ml).
Geschwindigkeit: 15–20 ml/s.
Delay (wenn nötig) s. unten.
Injektoreinstellung: Spritze vor Strahlung.

Aufnahmebedingungen

Mindestens 2 Bilder/s (meist 3 Bilder/s).
Nach Atemkommando Injektion des KM bei Atemstillstand in Exspiration.
Anfertigung der Masken (1. Serie: gleichzeitig oder Delay = 1 s, 2.–4. Serie abhängig von 1 Serie).
Venöse Phase abwarten (Dauer der Serie ca. 12 s, bei sichtbarem Arterienverschluß auf 20 s verlängern:
z. B. Subclavian-steal-Syndrom),
Serie beenden.

Aufnahmen

1. Serie: Aortenbogenübersicht (30°–45° LAO, evtl. 10°–20° kraniokaudale Röhrenkippung für Gefäßabgang).

2. Serie: Hals LAO, Kopf nach links gewendet (evtl. mit elektronischer Vergrößerung).

3. Serie: Hals RAO, Kopf nach rechts gewendet (evtl. mit elektronischer Vergrößerung).

4. Serie: Hals a.-p., Röhre 30°–40° kraniokaudal geneigt (evtl. mit elektronischer Vergrößerung).
(Zervikokranieller Gefäßübergang.)

Nachsorge

Kontrolle auf KM-Reaktion,
- bei transfemoralem Zugang:
  Femorale Punktionsstelle ca. 5 min abdrücken,
  Punktionsstelle mit Druckverband versorgen.
  Nach ca. 30 min Kontrolle der Punktionsstelle vor Entlassung.
- bei transcubitalem Zugang:
  Punktionsstelle mit Druckverband versorgen.

Halsgefäß-DSA
(peripher-venöse Injektion)

Vorbereitung

Nahrungskarenz von mindestens 6 h.

Material

DSA-Tisch (peripher-venös)
1 große Spritze (20 oder 30 ml) mit NaCl,
2-ml-Spritze mit 18er Nadel mit Lokalanästhetikum,
Tupfer, Hautdesinfektionsmittel, Staubinde, Pflaster.

Katheter
Verweil- bzw. Flügelkanüle. 14 G, 16 G,
Zweiwegehahn (hochdruckstabil),
Hochdruckverbindungsschlauch.

Technik

Lagerung
Rückenlage.

Technische Vorbereitungen
Injektionsspritze füllen.

Punktion
V. cubitalis (nach Lokalanästhesie) mit Verweil-
oder Flügel-Kanüle punktieren.
Verbindungsschlauch anschließen.
Manuelle Probeinjektion mit Kochsalz bei hohem Flow.
Anschluß an Injektor (mit befestigtem Verbindungsschlauch
und Zweiwegehochdruckhahn).

Eventuell Arm über Kopf nehmen lassen (elevieren und abduzieren, gestreckte Einflußbahn).

Injektionsparameter
Etwa 50 ml nichtionisches KM (350–370 mg Jod/ml).
Geschwindigkeit: ca. 14–16 ml/s bei 16-G-Kanüle,
                  18–22 ml/s bei 14-G-Kanüle.
Delay (wenn nötig) s. unten
Injektoreinstellung: Spritze vor Strahlung

Aufnahmebedingungen
Mindestens 2 Bilder/s.
Nach Atemkommando Injektion des KM bei Atemstillstand in Atemmittelstellung.
Anfertigung der Masken (1. Serie: Delay = 2–3 s, danach wird Delay für 2.–4. Serie bestimmt).
Venöse Phase abwarten (Dauer der Serie ca. 12 s, bei sichtbarem Arterienverschluß auf 20 s verlängern: z. B. Subclavian-steal-Syndrom),
Serie beenden.

Aufnahmen
1. Serie: Aortenbogenübersicht (30°–45° LAO, evtl. 10°–20° kraniokaudale Röhrenkippung für Gefäßabgang).

2. Serie: Hals LAO, Kopf nach links gewendet (evtl. mit elektronischer Vergrößerung).

3. Serie: Hals RAO, Kopf nach rechts gewendet (evtl. mit elektronischer Vergrößerung).

4. Serie: Hals a.-p., Röhre 30°–40° kraniokaudal geneigt (evtl. mit elektronischer Vergrößerung).
(Zervikokranieller Gefäßübergang.)

Nachsorge

Kontrolle auf KM-Reaktion. Druckverband.

Konventionelle Angiographie des Aortenbogens

Vorbereitung

Nahrungskarenz von mindestens 6 h.
Gerinnung (z. B. Quick-Wert über 50%, PTT, Thrombos), Kreatinin.
Röntgenthorax in 2 Ebenen.

Material

Angio-Tisch (steril)
Gefäß mit NaCl und Heparin (200 IU/100 ml),
2 große Spritzen (20 oder 30 ml) für NaCl,
1 große KM-Spritze (Luer-Lock, 20 ml),
10-ml-Spritze für Lokalanästhesie.
18er und 1er Nadel für Lokalanästhesie,
Tupfer (10 kleine, 10 große),
Skalpell,
Punktionsnadel oder Verweilkanüle
(z. B. Abbocath 16 G, Seldingernadel),
Zweiwegehahn (Hochdruck),
sterile Abdecktücher,
steriler Kittel, Handschuhe.
Kontrastmittel, Hautdesinfektionsmittel, Lokalanästhetikum,
(Einmal)Rasierer.

Katheter
Pigtail-Katheter 5 French (100 cm),
J-Guide (0,89 mm Durchmesser, 145 cm Länge).

Filmmaterial: 10 Kassettenfilme laden.

Röhrenspannung: ca. 57 kV (64 mAs je nach Patienten).

Technik

Lagerung (Vorbereitung)
Rückenlage.
Ausrasieren der Leisten,
Hautdesinfektion,
Abdecken mit sterilen Tüchern.

Technische Vorbereitungen
Leeraufnahme anfertigen (links angehoben, sonst wie Thorax!
Wenn Karotiden mitabgebildet werden sollen: Oberrand Film
= Unterrand Ohr).
Injektionsspritze füllen.

Punktion
Seldinger-Technik:
Oberflächliche und tiefe Lokalanästhesie in der Leiste.
Mit der li. Hand (z. B. Zeige- und Mittelfinger) A. femoralis-Puls
  ertasten.
Hautincision direkt ventral des A. femoralis-Pulses.
Punktionskanüle zwischen dem Zeige- und Mittelfinger der
  li. Hand durch Hautincision einführen (Ist Nadelspitze direkt
  ventral der Arterie, spürt man die Pulsation verstärkt!).
Arterie zügig punktieren.
Mandrin entfernen (Pulsierender Blutstrahl zeigt richtige
  Lage an. Liegt die Nadel neben der Arterie, wird sie puls-
  synchron seitl. ausgelenkt!)
Guide durch die Punktionsnadel in das Gefäß einführen
  und vorschieben.
Punktionskanüle über den liegenden Guide entfernen.
Katheter über den Guide in das Gefäß einführen.
Katheter im Anfangsteil der Aorta ascendens
  (ca. 2 cm distal der Klappe) plazieren (Probeinjektion!).
Anschluß an Injektor.

Injektionsparameter
Etwa 60 ml nichtionisches KM (350–370 mg Jod/ml),
  Geschwindigkeit: 25–28 ml/s, 0,5 s Vorgabe (= Delay).
Injektoreinstellung: Spritze vor Strahlung.

Aufnahmebedingungen
Patient mindestens 30° links angehoben
  (mit Schaumstoffkeil unterpolstert),
  exspiratorischer Atemstillstand,
  2mal 3 Bilder/s und 2mal 2 Bilder/s.

Nachsorge

Kontrolle auf KM-Reaktion,
ca. 10 min Abdrücken der Punktionsstelle,
Druckverband.
Mindestens 24 h Bettruhe.

Varianten

Untersuchungstechnische Variante
Aortenbogen i.a. in DSA-Technik (s. Halsgefäß-DSA,
  i.a., Aufnahmen nur Aortenbogenübersicht = 1. Serie)

Aortenbogen-DSA (peripher-venös)

Vorbereitung

Nahrungskarenz von 3 h.
Röntgenthorax.

Material

DSA-Tisch (peripher-venös)
1 große Spritze (20 ml oder 30 ml mit Luer-Anschluß) mit NaCl,
evtl. 2-ml-Spritze mit 18er Nadel mit Lokalanästhetikum,
Tupfer,
Hautdesinfektionsmittel,
Schaumstoffkeil,
Staubinde,
Pflaster.

Katheter
Verweil- bzw. Flügelkanüle (14 G, 16 G),
Zweiwegehahn,
Hochdruckverbindungsschlauch.

Technik

Lagerung
Linke Seite anheben (mindestens 30°, mit Schaumstoff unterpolstern).

Technische Vorbereitungen
Injektionsspritze füllen.
Ausgleichskörper (wenn nötig) anbringen
 (z. B. Schlüssellochblende, Lungenformatblende),
EKG-Triggerung (wenn vorhanden) anschließen.

Punktion

Vene in der Ellenbeuge (wenn möglich medial = V. cubitalis) (nach Lokalanästhesie) punktieren,
Verbindungsschlauch anschließen.
Manuelle Probeinjektion mit Kochsalz bei hohem Flow.
Anschluß an Injektor (mit Verbindungsschlauch und Zweiwegehochdruckhahn),
Arm abduzieren und elevieren (gestreckte Einflußbahn).

Injektionsparameter

Etwa 50 ml nichtionisches KM (ca. 350–370 mg Jod/ml).
Geschwindigkeit: 14–18 ml/s bei 16-G-Kanüle,
18–22 ml/s bei 14-G-Kanüle.
Delay (wenn nötig) s. unten.
Injektoreinstellung: Strahlung vor Spritze

Aufnahmebedingungen

Mindestens 2 Bilder/s.
Nach Atemkommando Anfertigung der Masken bei Atemstillstand in Inspiration.
Injektion des KM während der letzten Masken ($\triangleq$ Delay von 2–3 s).
Venöse Phase abwarten (bei entsprechender Fragestellung, z. B. Stealphänomen).
Serie beenden.

Nachsorge

Kontrolle auf KM-Reaktion,
Punktionsstelle versorgen.

V. cava superior-Angiographie
(unter DSA-Bedingungen)

Vorbereitung

Nahrungskarenz von 3 h.
Röntgenthorax.

Material
DSA-Tisch (peripher-venös)
Gefäß mit NaCl und Heparin (200 IU/100 ml),
2 große Spritzen (20 ml, 30 ml) mit NaCl,
2 große Spritzen (Luer-Lock, 30 ml) mit KM,
evtl. 2-ml-Spritze mit 18er Nadel für Lokalanästhesie.
Tupfer, Hautdesinfektionsmittel, Lokalanästhetikum, Kontrastmittel.

Katheter
2 Verweil- bzw. Flügelkanülen (14 G, 16 G).

Technik

Lagerung
Rückenlage, beide Arme 30° abgewinkelt
 (evtl. Armhalterung).

Technische Vorbereitungen
Ausgleichskörper (wenn nötig) anbringen
 (z. B. Lungenformatblende),
Einblenden auf obere Thoraxapertur.

Punktion
V. cubitalis beidseits (nach Lokalanästhesie) punktieren.
Manuelle Probeinjektion mit Kochsalz bei hohem Flow.

Injektionsparameter
Etwa 30 ml nichtionisches KM pro Arm (350–370 mg Jod/ml), zügige Handinjektion (gleichzeitig zu zweit). Oder:
Maschinelle Injektion über Y-Stück:
50 ml KM, Flow 20 ml/s (= 10 ml pro Seite).
Delay (wenn nötig) einstellen (0–1 s).
Injektoreinstellung: Strahlung vor Spritze.

Aufnahmebedingungen
2 Bilder/s.
Nach Atemkommando Anfertigung der Masken bei Atemstillstand in Exspiration.
Gleichzeitig mit Start der Masken (bzw. mit 1 s Zeitverzögerung) Injektion des KM.

Nachsorge

Kontrolle auf KM-Reaktion,
Punktionsstellen versorgen.

Varianten

Filmtechnische Variante
Untersuchung mit Blattfilmwechsler:
Filmmaterial: 8 Kassettenfilme laden.

Injektionsparameter
50 ml KM, Flow 20 ml/s über Y-Stück,
1 s Vorgabe (Delay).
Injektoreinstellung: Spritze vor Strahlung.

Aufnahmebedingungen
3mal 2 Bilder/s, 2mal 1 Bild/s.

Röhrenspannung: ca. 66 kV (ca. 64 mAs: Probe!).

Koronarangiographie

Vorbereitung

Nahrungskarenz von 6 h.
Gerinnung (z. B. Quick-Wert, PTT, Thrombos),
Röntgenthorax in 2 Ebenen,
EKG.

Material

Angio-Tisch (steril)
Gefäß mit NaCl und Heparin (ca. 200 IU/100 ml),
Gefäß mit KM (nichtionisch, 350–370 mg Jod/ml),
4–8 10-ml-Spritzen (Luer),
3 10-ml-KM-Spritzen mit Luer-Lock-Anschluß,
10-ml-Spritze mit 18er und 1er Nadel für Lokalanästhesie,
Tupfer (10 kleine, 10 große),
Skalpell,
Punktionskanüle (16 G),
Rotationsadapter (Dreiwegehahn mit Rotationsmöglichkeit),
7 French-Schleuse mit hämostatischem Ventil,
Druckumwandler mit 2 Zweiwegehähnen und Verbindungsschlauch zum
    Katheter (Transducer, Statham),
2-ml-Spritze mit 5000 IU Heparin,
sterile Abdecktücher,
steriler Kittel, Handschuhe.
Defibrillator, externer Schrittmacher, O_2-Anschluß, Intubationsbesteck,
    Absaugvorrichtung, Notfallmedikamente (z. B. Atropin, Suprarenin),
    Kontrastmittel, Lokalanästhetikum, Hautdesinfektionsmittel,
(Einmal)Rasierer.

Katheter
Pigtail-Katheter 7 French (110 cm),
J-Guide mit beweglicher Seele
(0,89 mm Durchmesser, 200 cm Länge, teflonbeschichtet, Curve 3 mm)
1 linker Koronarkatheter French 7,5,
1 rechter Koronarkatheter French 7,5.

Technik

Lagerung (Vorbereitung)
Rückenlage. EKG-Anschluß, Ausrasieren der Leisten, Hautdesinfektion, steril abdecken.

Technische Vorbereitungen
Injektionspritze füllen,
Druckmesser auf O eichen.

Punktion
Seldinger-Technik:
A. femoralis (Lokalanästhesie, Hautinzision) punktieren.
Einführen des J-Guides, Punktionkanüle entfernen.
Schleuse über Guide einführen (evtl. dilatieren).
Pigtail-Katheter über Guide einführen und bis Zwerchfellhöhe vorschieben.
Guide entfernen, Katheter spülen.
Heparin über Katheter injizieren.
Katheter bis vor Aortenklappe vorschieben, Druckmessung (evtl. vorher noch Druckabgleich (0-Wert).
Hals des Patienten überstrecken, Katheter unter Druckregistrierung über die Klappe in linken Ventrikel vorschieben.
Druckmessung in Exspiration (Atemstillstand).
Injektor anschließen.

Aufnahmen
1. Aufnahmeserie: Linker Ventrikel.
30° RAO (bei C-Bogen, p.-a.-Strahlengang).
35 ml KM, Flow 12 ml/s.
Katheter aus linkem Ventrikel bis etwa in Höhe L 1 herunterziehen.
2. Aufnahmeserie (fakultativ): Bauchaorta, Nierenabgänge, Beckengefäße.
0° p.-a.-Strahlengang.
40 ml KM; Flow 16 ml/s.

Verschiebung des Patienten während der Aufnahme.
Pigtailkatheter herausnehmen, umwechseln auf linken Koronarkatheter (zwischendurch Spülen der Schleuse).
Anschluß eines Dreiwegerotationshahnes an:
1. Katheter, 2. Druckmesser, 3. KM-Spritze.
Unter Vorschieben, Drehen (Rotationsausgleich) und KM-Injektion Aufsuchen der linken Koronararterie mit Katheter (bei laufender Druckmessung; *Cave:* Verschlußdruck!).

3. und 4. Aufnahmeserie: Linke Kranzarterie
(Ramus circumflexus).
70° RAO (C-Bogen),
30° RAO (C-Bogen).
Handinjektion.

5.–7. Aufnahmeserie: Linke Kranzarterie (RIVA).
30° RAO, 30° kraniokaudal;
60° LAO;
60° LAO, 40° kaudokranial;
evtl. noch zusätzlich: 40° LAO, 40° kaudokranial;
30° RAO, 20° kaudokranial.

Katheter auswechseln auf rechten Koronarkatheter (Spülen!).

8.–10. Aufnahmeserie: Rechte Kranzarterie.
60° LAO,
30° RAO,
(70° RAO evtl. zusätzlich).

Die Aufnahmen erfolgen jeweils in Einatmung und Atemstillstand und mit 50 Bildern/s (Filmkamera).

Nachsorge

Kontrolle auf KM-Reaktion,
ca. 10 min Abdrücken der Punktionsstelle, Druckverband.
Mindestens 1 Tag Bettruhe.

Pulmonalis-DSA (zentral-venös)

Vorbereitung

Nahrungskarenz von mindestens 6 h.
Gerinnung (z. B. Quick-Wert), Kreatinin.
Röntgenthorax.

Material

DSA-Tisch (zentral-venös, steril)
Gefäß mit NaCl und Heparin (200 IU/100 ml),
2 große Spritzen (20 oder 30 ml, Luer) für NaCl,
1 große Spritze (z.B. 20 ml, Luer-Lock) für KM,
10-ml-Spritze mit 18er und 1er Nadel für Lokalanästhesie,
Punktionskanüle (16 G, z.B. Abbocath),
Skalpell,
Zweiwegehahn,
Tupfer (10 kleine, 10 große),
sterile Abdecktücher, Handschuhe.
Kontrastmittel,
Hautdesinfektionsmittel (z.B. Cutasept),
Lokalanästhetikum,
Einmalrasierer (bei Punktion der V. femoralis).

Katheter
Pigtail-Katheter 5 French, Länge 65 cm
(oder: gerader Katheter mit Seitlöchern, 5 French, Länge 65 cm),
J-Guide (0,89 mm Durchmesser, 145 cm Länge),
oder Pigtail-Katheter 4 French (bei einigen Firmen dann J-Guide mit
0,81 mm Durchmesser!)

Technik

Lagerung (Vorbereitung)
Leistenrasur bei Femoralpunktion.
Linke A. pulmonalis:
Patienten rechts um ca. 30° anheben, mit Schaumstoffkeil
  unterpolstern.
Rechte A. pulmonalis:
a.-p.-Strahlengang.
Unter DL Lunge einstellen.

Technische Vorbereitungen
Injektionsspritze füllen.
Ausgleichskörper (wenn nötig) anbringen bzw. bereitstellen.
(z. B. Schlüssellochblende, Lungenformatblende),
EKG-Triggerung (wenn vorhanden) anschließen.

Punktion
Seldinger-Technik:
V. cubitalis: (medial in der Ellbeuge) nach Lokalanästhesie
  und Hautincision mit Verweilkanüle punktieren.
Mandrin entfernen, Guide bis zur V. cava superior einführen
  (evtl. unter Abduktion und Elevation des Armes).
Kanüle entfernen und Katheter über Guide einführen.
Katheterspitze in distaler V. cava sup. plazieren.

V. femoralis: Lokalanästhesie und Hautincision ca. 1 cm
  medial
des A. femoralis-Pulses.
V. femoralis unter Valsalva-Preßversuch punktieren.
Mandrin aus Punktionskanüle entfernen.
Mandrin entfernen, Spritze aufsetzen.
Unterdruck erzeugen (Blutaspiration zeigt richtige Lage)
Guide über Verweilkanüle einbringen. Kanüle entfernen.
Katheter über Guide einführen und mit Spitze in distaler
  V. cava inferior kurz vor dem Vorhof plazieren.
Guide entfernen. Injektion von NaCl (Widerstand?)
KM-Probeinjektion zur Lagekontrolle, Injektoranschluß.

Injektionsparameter
Etwa 30–50 ml nichtionisches KM (350–370 mg Jod/ml), Geschwindigkeit: 15–20 ml/s.
Delay (wenn nötig) einstellen: ca. 1 s.
Injektoreinstellung: Strahlung vor Spritze.

Aufnahmebedingungen
Unter DL einblenden bzw. Ausgleichskörper justieren.
3–4 Bilder/s.
Nach Atemkommando Anfertigung der Masken bei Atemstillstand in Inspiration.
Injektion des KM während der letzten Masken
($\triangleq$ Delay von 1 s, s. oben).
Venöse Phase abwarten.
Serie beenden.

Nachsorge

Kontrolle auf KM-Reaktion,
ca. 5 min Abdrücken (V. femoralis),
Punktionsstelle mit Druckverband versorgen.
Nach ca. 30 min Kontrolle vor Entlassung.

Pulmonalis-DSA (peripher-venös)

Vorbereitung

Nahrungskarenz von mindestens 3 h.
Röntgenthorax.

Material
DSA-Tisch (peripher-venös)
1 große Spritze (20 ml, 30 ml) mit NaCl,
2-ml-Spritze mit 18er Nadel mit Lokalanästhetikum,
Tupfer,
Hautdesinfektionsmittel,
Staubinde,
Pflaster.

Katheter
Verweil- bzw. Flügelkanüle (14 G, 16 G),
Zweiwegehahn,
Hochdruckverbindungsschlauch.

Technik

Lagerung
Linke A. pulmonalis:
Patienten rechts um ca. 30° anheben, mit Schaumstoffkeil unterpolstern.
Rechte A. pulmonalis:
a.-p.-Strahlengang.
Unter DL Lunge einstellen.

Technische Vorbereitungen

EKG-Triggerung (wenn vorhanden) anschließen,
Ausgleichskörper (wenn nötig) anbringen
 (z. B. Schlüssellochblende, Lungenformatblende),
Injektionspritze füllen.

Punktion

V. cubitalis (nach Lokalanästhesie) punktieren.
Verbindungsschlauch anschließen.
Manuelle Probeinjektion mit Kochsalz bei hohem Flow.
Anschluß an Injektor (mit befestigtem Verbindungsschlauch
 und Zweiwegehochdruckhahn).

Injektionsparameter

Etwa 50 ml nichtionisches KM (350–370 mg Jod/ml).
Geschwindigkeit:
 14–18 ml/s bei 16-G-Kanüle,
 18–22 ml/s bei 14-G-Kanüle.
Delay (wenn nötig) einstellen: ca. 1–2 s.
Injektoreinstellung: Strahlung vor Spritze.

Aufnahmebedingungen

3–4 Bilder/s.
Nach Atemkommando Anfertigung der Masken bei Atemstillstand in Inspiration.
Injektion des KM während der letzten Masken
 ($\triangleq$ Delay von 1–2 s, s. oben).
Venöse Phase abwarten.
Serie beenden.

Nachsorge

Kontrolle auf KM-Reaktion,
Punktionsstelle versorgen.

Handangiographie

Vorbereitung

Nahrungskarenz von 3 h.
Gerinnung (z. B. Quick-Wert, PTT, Thrombos).

Material

DSA-Tisch (i.a.-FNP, steril)
Gefäß mit NaCl und Heparin (200 IU/100 ml),
2 große Spritzen (20 ml, Luer) für NaCl,
1 große KM-Spritze (20–30 ml, Luer-Lock-Anschluß),
evtl. 2-ml-Spritze mit 18er Nadel zur Lokalanästhesie,
Zweiwegehahn (Hochdruckstabilität nicht erforderlich),
Tupfer,
steriles Lochtuch zum Abdecken.
Kontrastmittel (nichtionisch, 300 mg Jod/ml),
Hautdesinfektionsmittel, evtl. Lokalanästhetikum.

Katheter
Verweilkanüle (22 G),
Verlängerungsschlauch (keine Hochdruckstabilität erforderlich).

Technik

Lagerung
Rückenlage, Arm abgewinkelt, supiniert,
Hand fixiert,
Hautdesinfektion,
Abdecken mit sterilem Lochtuch.

Punktion
Nach Lokalanästhesie Punktion der A. brachialis (medial, kranial der Ellenbeuge).
Anbringen des Verbindungsschlauchs.
Mit Pflaster fixieren.

Injektionsparameter
Injektionsvolumen ca. 8–10 ml.
Handinjektion.

Aufnahmebedingungen
3–4 Bilder/s.
Injektion kurz vor Ablauf der Masken ($\triangleq$ ca. 1,5 s nach Strahlungsbeginn).

Aufnahmen
1. Serie: Unterarm supiniert.
Oberrand des Bildes: Kanüle gerade nicht mehr sichtbar.
Venöse Phase abwarten.

2. Serie: Hand a.-p. (Abbildung bis Fingerkuppe).
Venöse Phase abwarten.

Nachsorge

Kontrolle auf KM-Reaktion,
ca. 10 min Abdrücken der Punktionsstelle,
Druckverband.

Varianten

Untersuchungstechnische Varianten

a) Bei verminderter Perfusion Pharmaco-Angiographie:
1 ml Priscol in 20 ml NaCl verdünnen,

Über Punktionskanüle injizieren.
Anschließend sofort

3. Serie: Hand a.-p. (Abbildung bis Fingerkuppe).
DSA: 2 Bilder/s.
Injektion kurz vor Ablauf der DSA-Maske.
Venöse Phase abwarten.

b) Konventionelle Handangiographie
in Vergrößerungstechnik:

Material
Angio-Tisch (s. oben),
Katheter: Verweilkanüle 18 G,
10 Kassettenfilme laden.

Technische Vorbereitung
Maximaler Film-Objekt-Abstand.
Injektionsspritze füllen.

Injektionsparameter
Injektionsvolumen: ca. 10 ml.
Flow 4 ml/s, 1 s Vorgabe (= Delay).
Injektoreinstellung: Spritze vor Strahlung.

Aufnahmebedingungen
3mal 2 und 4mal 1 Bild/s.
Einstellung: Hand a.-p. mit Fingerkuppen.

Tips und Tricks

---

1. Hand mit Pflaster auf Angio-Tisch fixieren:
   a) quer über 4 Fingerkuppen,
   b) über Daumen und Handgelenk.
2. Hand sollte normal temperiert sein, evtl. im Wasserbad erwärmen.

Shuntdarstellung

Vorbereitung

Nahrungskarenz von 3 h.
Gerinnung (z. B. Quick-Wert, PTT, Thrombos).
Geeigneter Untersuchungstermin: unmittelbar vor der Dialyse.

Material
DSA-Tisch (i.a.-FNP, steril)
Gefäß mit NaCl und Heparin (ca. 200 IU/100 ml),
2 große Spritzen (20 ml, Luer-Anschluß) für NaCl,
1 große Spritze (20–30 ml, Luer-Lock-Anschluß) für KM,
evtl. 2-ml-Spritze mit 18er Nadel zur Lokalanästhesie,
Zweiwegehahn (Hochdruckstabilität nicht erforderlich),
Tupfer,
steriles Lochtuch zum Abdecken.
Kontrastmittel (nichtionisch, 300 mg Jod/ml),
Hautdesinfektionsmittel,
Handschuhe, evtl. Lokalanästhetikum.

Katheter
Verweilkanüle (22 G)m
Verlängerungsschlauch (Hochdruckstabilität nicht erforderlich).

Technik

Lagerung
Rückenlage, Arm abgewinkelt, supiniert (evtl. Armhalterung oder Lagerung des Armes auf dem Tisch, Patient liegt parallel zum Tisch auf einer Trage).
Hautdesinfektion,
Abdecken mit sterilem Lochtuch.

Punktion
(Evtl. nach Lokalanästhesie) Punktion der A. brachialis (medial, kranial der Ellenbeuge, Punktionsrichtung nach distal).
Anbringen des Verbindungsschlauchs.
Probeinjektion mit NaCl.

Injektionsparameter
Handinjektion.

Aufnahmen
1. Serie: Unterarm supiniert.
Oberrand des Bildes: in Höhe der Spitze der Punktionskanüle.
DSA: 3–4 Bilder/s.
Injektion nach Ablauf der DSA-Masken.
Venöse Phase abwarten.

2. Serie: Oberarm bei supiniertem Unterarm.
Unterrand des Bildes: in Höhe der Spitze der Punktionskanüle.
DSA: 3–4 Bilder/s.
Injektion nach Ablauf der DSA-Masken.
Venöse Phase abwarten.

3. Serie: Unterarm lateral oder schräg.
Oberrand des Bildes: in Höhe der Spitze der Punktionskanüle
DSA: 3–4 Bilder/s.
Injektion nach Ablauf der DSA-Masken.
Venöse Phase abwarten.

Nachsorge

Kontrolle auf KM-Reaktion,
ca. 10 min Abdrücken der Punktionsstelle,
Druckverband.

Armphlebographie

Vorbereitung

Nahrungskarenz von 3 h.

Material
1 Verweil- bzw. Flügelkanüle (16 G oder 18 G),
1 mal 20-ml-Spritze mit NaCl 0,9%,
3 mal 20-ml- (oder 1 50-ml-)Spritzen mit KM (Luer-Lock),
evtl. 2-ml-Spritze mit Lokalanästhetikum und 18er Nadel.
Staubinde,
Tupfer,
Hautdesinfektionsmittel,
Pflaster.
Filmmaterial: 1mal 35×35 cm, 1mal 24×30 cm.

Röhrenspannung: ca. 55–60 kV.

Technik

Lagerung
Rückenlage, Arm abgewinkelt.
Hautdesinfektion

Punktion
Punktion einer oberflächlichen Vene an der Hand oder am Handgelenk (evtl. nach Hautanästhesie).
Supinationsstellung.
Anlage einer Staubinde entsprechend Fragestellung:

1. Durchgängigkeit der tiefen Venen
   (z. B. Thrombose) mit Staubinde,
2. oberflächliche Venen (z. B. Venenverhältnisse vor Dialyseshunt) ohne Staubinde.

Injektionsparameter

40–60 ml nichtionisches KM.
Zügige Handinjektion.

Aufnahmen

1. Film: 35×35 cm/dreigeteilt.
1. Bild: Unterarm bis zum Ellbogen, Supination.
2. Bild: Unterarm bis zum Ellbogen, seitlich.
3. Bild: Oberarm.

Danach Inspiration, Atemstillstand und pressen lassen,
   um guten Kontrast für Ablaufphase = Bild 4 zu erhalten.

2. Film: 24×30 cm/quer/ungeteilt.
4. Bild: Axilla- und Subclaviaregion a.-p.
Hierbei ausatmen lassen.

Nachsorge

Kanüle entfernen, Verband.

Vordruck für eigenes Rezept:

Vorbereitung

Nahrungskarenz von: _____
Labor: _____

Material
Angio-Tisch

Punktionskanüle: _____
Spritzen: _____

Katheter: _____

Technik

Lagerung (Vorbereitung)

Technische Vorbereitungen

Punktion

Injektionsparameter
Kontrastmittel: ___ ml
Injektionsgeschwindigkeit: ___ ml/s
Delay: ___ s
Injektoreinstellung:

Aufnahmebedingungen

Nachsorge

Tips und Tricks

Konventionelle Kavographie

Vorbereitung

Nahrungskarenz von 6 h.

Material

Angio-Tisch (steril)
Gefäß mit NaCl und Heparin (200 IU/100 ml),
1 große Spritze (20 oder 30 ml) für NaCl,
1 Spritze (z. B. 20 ml, Luer-Lock) für KM,
10-ml-Spritze mit 18er und 1er Nadel für Lokalanästhesie,
Verweilkanüle (16 G),
Skalpell,
Zweiwegehahn (Hochdruck),
Tupfer (10 kleine, 10 große),
Abdecktücher, Handschuhe.
Kontrastmittel,
Hautdesinfektionsmittel (z. B. Cutasept),
Lokalanästhetikum,
(Einmal)Rasierer.

Katheter
J-Guide (0,89 mm Durchmesser, 125 cm Länge),
Pigtail-Katheter 5 French, 65 cm Länge
(oder auch gerader Katheter mit Seitlöchern, 5 French, Länge 65 cm).

Filmmaterial: Blattfilmwechsler, 10 Filme.

Röhrenspannung: ca. 66 kV (ca. 64 mAs: Probe!).

Technik

Lagerung
Rückenlagerung.

Technische Vorbereitungen
Injektionspritze füllen.
Leeraufnahme Abdomen (Zentralstrahl: Beckenkamm, ca. 3 cm rechts der Mitte, Einblenden auf ca. 15 cm Feldbreite).
Filmkassette laden,
evtl. Blattfilmwechsler und Röhre für seitliche Projektion plazieren.

Punktion
Seldinger-Technik:
Lokalanästhesie und Hautincision ca. 1 cm medial des A. femoralis-Pulses.
V. femoralis unter Valsalva-Preßversuch mit Verweilkanüle punktieren.
Innenmandrin entfernen.
Spritze aufsetzen.
Mit Unterdruck Kanüle zurückziehen, bis Blutaspiration richtige Lage anzeigt.
Guide über Verweilkanüle einbringen.
Verweilkanüle entfernen.
Über Guide den Katheter einige cm weit in die V. iliaca communis bzw. V. cava inferior einführen.
Guide entfernen.
Probeaspiration von Blut, Injektion von NaCl (kein Widerstand?),
Manuelle Probeinjektion zur Lagekontrolle,
Anschluß an Injektor.

Injektionsparameter
Etwa 50 ml nichtionisches KM (350–370 mg Jod/ml).
Geschwindigkeit: 15 ml/s, 1 s Vorlauf (Delay = 1 s).
Injektoreinstellung: Spritze vor Strahlung.

Aufnahmebedingungen
5mal 2 Bilder/s.
Aufnahmen bei Atemstillstand in Exspiration.

Nachsorge

Kontrolle auf KM-Reaktion,
ca. 5 min Abdrücken,
Punktionsstelle mit Druckverband versorgen.
Nach ca. 30 min Kontrolle vor Entlassung.

Tips und Tricks

Das Entfernen der Haare nach der Rasur erfolgt mit breitem Pflaster (z. B. Leukosilk) besonders gründlich.
- Bei erschwerter Punktion Außenrotation des Beins zur Medialisierung der V. femoralis (z. B. bei dorsal der A. femoralis gelegenem Gefäß).
- Tandemtechnik: bei erschwerter Punktion die Vene (unter Valsalva-Preßversuch) mit 1er-Nadel punktieren und Verweilkanüle an in situ als Leitschiene belassener 1er Nadel einführen.

Kavographie unter DSA-Bedingungen

Vorbereitung

Nahrungskarenz von 3 h.

Material
DSA-Tisch (steril)
Gefäß mit NaCl und Heparin (ca. 200 IU/100 ml),
2 große Spritzen (20 oder 30 ml) für NaCl,
1 große Spritze (Luer-Lock, 50 ml) für KM,
10-ml-Spritze mit 18er und 1er Nadel für Lokalanästhesie,
Verweilkanüle (16 G),
2-ml-Spritze für Buscopan (Glucagon),
Skalpell,
Zweiwegehahn,
Tupfer (10 kleine, 10 große),
Abdecktücher, Handschuhe.
Kompressorium,
Hautdesinfektionsmittel (z.B. Cutasept),
Lokalanästhetikum, Kontrastmittel,
(Einmal)Rasierer,
Buscopan (Glucagon).

Katheter
J-Guide (0,89 mm Durchmesser, 125 cm Länge),
gerader Katheter mit Seitlöchern, 5 French, Länge 65 cm
oder
Pigtail-Katheter 5 French, Länge 65 cm.

Technik

Lagerung
Rückenlagerung.

Technische Vorbereitungen
Ausgleichskörper (wenn nötig) anbringen,
Kompressorium anlegen (noch nicht festziehen).

Punktion
Seldinger-Technik:
Lokalanästhesie und Hautincision ca. 1 cm medial
  des A. femoralis-Pulses.
V. femoralis unter Valsalva-Preßversuch mit Verweilkanüle
  punktieren.
Innenmandrin entfernen.
Spritze aufsetzen.
Mit Unterdruck Kanüle zurückziehen, bis Blutaspiration
  richtige Lage anzeigt.
Guide über Verweilkanüle einbringen.
Verweilkanüle entfernen.
Über Guide den Katheter einige cm weit in die
  V. iliaca communis bzw. V. cava inferior einführen.
Guide entfernen.
Probeaspiration von Blut, Injektion von NaCl
  (kein Widerstand?),
Probeinjektion von KM zur Lagekontrolle.

Injektionsparameter
Etwa 30 ml nichtionisches KM (ca. 300 mg Jod/ml),
Handinjektion.
Oder:
Maschinelle Injektion: 35 ml KM, Flow 10–12 ml/s.
Delay (wenn nötig) einstellen: ca. 2–3 s.
Injektoreinstellung: Strahlung vor Spritze.

Aufnahmebedingungen
Kompressorium anlegen.
Einblenden bzw. Ausgleichskörper justieren.
Aufnahmen bei Atemstillstand in Exspiration.
Injektion nach Anfertigung der Masken
  ≙ Delay von 2–3 s, s. oben).
2 Bilder/s.

Nachsorge

Kontrolle auf KM-Reaktion,
ca. 5 min Abdrücken,
Injektionsstelle mit Druckverband versorgen.
Nach ca. 30 min Kontrolle vor Entlassung.

Tips und Tricks

- Handinjektion direkt über die Verweilkanüle.
- Bei erschwerter Punktion Außenrotation des Beins zur Medialisierung der V. femoralis (z. B. bei dorsal der A. femoralis gelegenem Gefäß).
- Tandemtechnik: bei erschwerter Punktion die Vene (unter Valsalva-Preßversuch) mit 1er-Nadel punktieren und Verweilkanüle an in situ als Leitschiene belassener 1er Nadel einführen.

Konventionelle Aortographie
(lumbale Aortographie)

Vorbereitung

Nahrungskarenz von 6 Stunden.
Gerinnung (z. B. Quick-Wert über 50%, PTT, Thrombos)
evtl. Kreatinin.

Material
Angio-Tisch (steril)
Gefäß mit NaCl und Heparin (200 IU/100 ml),
2 große Spritzen (20 oder 30 ml) für NaCl
1 große Spritze (Luer-Lok, 20 ml) für KM
10-ml-Spritze mit 18er und 1er Nadel für Lokalanästhesie,
Tupfer (10 kleine, 10 große),
Skalpell,
Punktionskanüle (z. B. weitlumige 18-G-Verweilkanüle
  oder 16-G-Verweilkanüle, Seldingernadel),
Zweiwegehahn,
Sterile Abdecktücher,
Steriler Kittel, Handschuhe.

und
Hautdesinfektionsmittel,
Kontrastmittel,
Lokalanästhetikum,
Einmal-Rasierer.

Katheter
Pigtail-Katheter 5-French (65 cm)
J-Guide (0,89 mm Durchmesser, 145 cm Länge).
Filmmaterial: 6 Kassettenfilme laden.

Röhrenspannung: ca. 66 kV (ca. 64 mAs: Probe!)

Technik

Lagerung (Vorbereitung)
Rückenlage.
Ausrasieren der Leisten,
Hautdesinfektion,
Abdecken mit sterilen Tüchern.

Technische Vorbereitungen
Leeraufnahme anfertigen
  (Zentralstrahl ca. 8 cm über Bauchnabel).
Injektionsspritze füllen.

Punktion
Seldinger-Technik:
Oberflächliche und tiefe Lokalanästhesie in der Leiste.
Mit der li. Hand (z. B. Zeige- und Mittelfinger)
  A. femoralis-Puls ertasten.
Hautincision direkt ventral des A. femoralis-Pulses.
Punktionskanüle zwischen dem Zeige- und Mittelfinger der li.
  Hand durch Hautincision einführen (Ist Nadelspitze direkt
  ventral der Arterie, spürt man die Pulsation verstärkt!).
Arterie zügig punktieren.
Mandrin entfernen (Pulsierender Blutstrahl zeigt richtige Lage
  an. Liegt die Nadel neben der Arterie, wird sie pulssynchron
  seitl. ausgelenkt!)
Guide durch die Punktionsnadel in das Gefäß einführen
  und vorschieben.
Punktionskanüle über den liegenden Guide entfernen.
Katheter über den Guide in das Gefäß einführen.
Guide entfernen.
Katheter plazieren (Spitze ca. Th10–11).
Probeaspiration von Blut, Injektion von NaCl
  (freier Abfluß?)
Lagekontrolle durch KM-Probeinjektion.
Anschluß an Injektor.

Injektionsparameter
ca. 60 ml nicht-ionisches KM (350–370 mg Jod/ml).
Injektionsgeschwindigkeit: 18–20 ml/s.
Vorgabe: 0.5 s (= Delay).
Injektoreinstellung: Spritze vor Strahlung.

Aufnahmebedingungen
Standserie mit Blattfilmwechsler
Arterielle Phase mit 3mal 2 Bildern/s,
   venöse Phase bei Bedarf.
Aufnahmen in expiratorischem Atemstillstand.

Nachsorge

Kontrolle auf KM-Reaktion,
ca. 10 min Abdrücken der Punktionsstelle, Druckverband.
Mindestens 24 h Bettruhe.

Variante

Untersuchungstechnische Variante
1. Thorakale Aortographie (entweder im Anschluß an eine Aortenbogen-Angiographie oder bei entsprechender Fragestellung):

Material
Angio-Tisch (steril) s. oben: lumbale Aortographie

Katheter
Pigtail-Katheter 5 French (100 cm),
J-Guide (0,89 mm Durchmesser, 145 cm Länge).

Filmmaterial: 4–10 Kassettenfilme (je nach Fragestellung).

Röhrenspannung: ca. 57 kV (64 mAs je nach Patient).

Lagerung
Rückenlage.

Technische Vorbereitungen
Leeraufnahme anfertigen (wie Thorax)

Punktion
in Seldinger-Technik (s. oben)
Katheterspitze je nach Fragestellung in der Aorta ascendens bzw. dem Übergang Aortenbogen-Aorta descendens plazieren.

Injektionsparameter
etwa 60 ml nichtionisches KM (350–370 mg Jod/ml).
Geschwindigkeit: 20 ml/s,
Vorgabe: 0,5 s (= Delay).
Injektoreinstellung: Spritze vor Strahlung.

Aufnahmebedingungen
expiratorischer Atemstillstand.
2mal 2 Bilder/s.

2. Aortographie mit Tischplattenverschiebung (bei sehr großen Patienten oder bei einer Kombination von thorakaler und lumbaler Aortographie):
1 Tischplattenverschiebung = 2 Aufnahmestationen, jeweils 2mal 2 Bilder/s (bei Kombination von thorakaler und lumbaler Aortographie positive Abstufung des Verschiebungsschrittes: ca. 10 KV).

Injektionsparameter
Injektionsvolumen: 80 ml KM.
Geschwindigkeit: 20 ml/s.
Vorgabe: 0,5 s (= Delay).

Aortographie (DSA)
(intraarterielle Injektion)

Vorbereitung

Nahrungskarenz von 6 Stunden.
Gerinnung (z. B. Quick-Wert, PTT, Thrombos),
Kreatinin.
Röntgenthorax in 2 Ebenen (bei thorakaler Aortographie).

Material

Angio-Tisch (steril)
Gefäß mit NaCl und Heparin (200 IU/100 ml),
1–2 große Spritzen (20 oder 30 ml) für NaCl
1 große KM-Spritze (Luer-Lok, z. B. 20 ml),
10-ml-Spritze mit 18er und 1er Nadel für Lokalanästhesie,
Tupfer (10 kleine, 10 große),
Skalpell,
Punktionskanüle (weitlumige 18-G-Verweilkanüle
  oder 16-G-Verweilkanüle),
Zweiwegehahn, (Hochdruck)
sterile Abdecktücher,
steriler Kittel, Handschuhe.

und
Einmal-Rasierer
Hautdesinfektionsmittel, Kontrastmittel, Lokalanästhetikum

Katheter
Pigtail-Katheter 4-French (100 cm bei thorakaler, 65 cm
  bei lumbaler Aortographie)
Bei lumbaler Aortographie evtl. 4-French-Pigtailkatheter
  J-Guide mit beweglichem Kern,
  (0,89 mm Durchmesser, 145 cm Länge).

Technik

Lagerung
Rückenlage. Ausrasieren der Leisten.
Hautdesinfektion, Abdecken mit sterilen Tüchern.

Technische Vorbereitungen
Injektionsspritze füllen.

Punktion
Seldinger-Technik:
Oberflächliche und tiefe Lokalanästhesie in der Leiste.
Hautincision direkt ventral des A. femoralis-Pulses.
Punktionskanüle durch Hautincision einführen (direkt
 ventral der Arterie spürt man die Pulsation verstärkt!).
 Arterie zügig punktieren.
Mandrin entfernen (Pulsierender Blutstrahl zeigt
 richtige Lage an. Liegt die Nadel neben der
 Arterie, wird sie pulssynchron seitl. ausgelenkt!)
Guide durch Punktionsnadel in Gefäß einführen,
 vorschieben.
Punktionskanüle über den liegenden Guide entfernen.
Katheter über den Guide in das Gefäß einführen.
Katheterspitze je nach Fragestellung im
 Anfangsbereich der A. descendens (thorakale) oder in
 Höhe von Th_{10-11} (lumbale Aortographie) plazieren,
Guide entfernen.
Probeaspiration v. Blut, Injektion v. NaCl (freier Abstrom),
 Probeinjektion v. KM zur Lagekontrolle.
Anschluß an Injektor.

Injektionsparameter
20 ml nicht-ionisches KM (350–370 mg Jod/ml).
Geschwindigkeit: 14 ml/s.
Injektoreinstellung: Strahlung vor Spritze.
Delay (wenn nötig) einstellen: 2 s.

Aufnahmebedingungen
4 Bilder/sek.
Injektion nach Beendigung der Masken.
Delay (wenn nötig) einstellen (ca. 2 s).
Expiratorischer Atemstillstand.

Aufnahmen
Rückenlage.
Bildoberrand ca. 1 cm kranial der Katheterspitze.

Nachsorge

Kontrolle auf KM-Reaktion,
   ca. 10 min Abdrücken der Punktionsstelle, Druckverband.
Mindestens 24 h Bettruhe.

Varianten

Untersuchungstechnische Variante
1. Zentralvenöse Injektion:

Material
Angio-Tisch (steril)
Gefäß mit NaCl und Heparin (200 IU/100 ml),
1–2 große Spritzen (20 oder 30 ml) für NaCl,
1 große KM-Spritze (Luer-Lok, z.B. 20 ml),
10-ml-Spritze mit 18er und 1er Nadel für Lokalanästhesie,
Tupfer (10 kleine, 10 große), Skalpell,
Punktionskanüle (weitlumige 18-G-Verweilkanüle
   oder 16-G-Verweilkanüle),
Zweiwegehahn, (Hochdruck),
sterile Abdecktücher, steriler Kittel, Handschuhe.
und
Einmal-Rasierer
Hautdesinfektionsmittel, Kontrastmittel, Lokalanästhetikum,

Katheter
Pigtail-Katheter oder gerader Katheter mit Seitlöchern
   (5 French, Länge 65 cm)
Guide mit flexibler Spitze (0,89 mm Durchmesser, 145 cm Länge)

Technik

V. cubitalis: (medial in der Ellbeuge) nach Lokalanästhesie und Hautincision mit Verweilkanüle punktieren.
Mandrin entfernen, Guide bis zur V. cava superior einführen (evtl. Arm obduzieren und elevieren).
Kanüle entfernen und Katheter über Guide einführen.
Katheterspitze in distaler V. cava sup. plazieren.
V. femoralis: Lokalanästhesie und Hautincision ca. 1 cm medial des A. femoralis-Pulses.
V. femoralis unter Valsalva-Preßversuch punktieren.
Mandrin aus Punktionskanüle entfernen. Spritze aufsetzen.
Unterdruck erzeugen (Blutaspiration zeigt richtige Lage).
Guide über Verweilkanüle einbringen. Kanüle entfernen.
Katheter über Guide einführen und mit Spitze in distaler V. cava inferior kurz vor dem Vorhof plazieren.
Guide entfernen. Injektion von NaCl (Widerstand?)
KM-Probeinjektion zur Lagekontrolle, Injektoranschluß.

Injektionsparameter
Ca. 30–50 ml nicht-ionisches KM (350–370 mg Jod/ml).
Geschwindigkeit: 15–20 ml/s,
Delay (wenn nötig): 0–1 s.
Injektoreinstellung: Spritze vor Strahlung.

Aufnahmebedingungen
Mindestens 2 Bilder/s.
Injektion des KM bei Atemstillstand in Atemmittelstellung.
Anfertigung der Masken (gleichzeitig oder ca. 1 s nach Injektion = Delay).

Nachsorge

Ca. 5 min Abdrücken (bei V. femoralis), Druckverband.
Nach ca. 30 min. Kontrolle vor Entlassung.

2. Peripher-venöse Injektion:

Material

DSA-Tisch (peripher-venös)
1 große Spritze (20 oder 30 ml) mit NaCl,
2-ml-Spritze mit 18er Nadel mit Lokalanästhetikum.
Tupfer, Hautdesinfektionsmittel, Staubinde, Pflaster.

Katheter
Verweil- bzw. Flügelkanüle. 14 G, 16 G
2-Wege-Hahn (hochdruckstabil)
Hochdruckverbindungsschlauch.

Technik

Punktion der V. cubitalis,
Verbindungsschlauch anschließen,
Probeinjektion mit Kochsalz bei hohem Flow,
Anschluß an Injektor,
evtl. Arm über Kopf nehmen lassen, (elevieren und abduzieren, gestreckte Einflußbahn)

Injektionsparameter
Ca. 50 ml nicht-ionisches KM (ca. 350–370 mg Jod/ml)
Geschwindigkeit:
   ca. 14–16 ml/sec bei 16 G Kanüle,
   18–22 ml/sec bei 14 G Kanüle,
Delay 2–3 s,
Injektoreinstellung: Spritze vor Strahlung.

Aufnahmebedingungen
Mindestens 2 Bilder/s.
Injektion des KM bei Atemstillstand
   in Atemmittelstellung.
Anfertigung der Masken (Delay: 2–3 s).

Konventionelle Zöliakographie

Vorbereitung

Nahrungskarenz von mindestens 6 h.
Gerinnung (z. B. Quick-Wert über 50%, Thrombos),
  evtl. Kreatinin
Röntgenthorax in 2 Ebenen.

Material

Angio-Tisch (steril)
Gefäß mit NaCl und Heparin (200 IU/100 ml),
2 große Spritzen (20 ml, 30 ml) für NaCl,
1 große Spritze (Luer-Lock, z. B. 20 ml) für KM,
10-ml-Spritze mit 18er und 1er Nadel für Lokalanästhesie,
Tupfer (10 kleine, 10 große),
Skalpell,
Punktionskanüle (z. B. 16 G- od. weitlumige
  18 G-Verweilkanüle, Seldinger-Nadel),
Zweiwegehahn (Hochdruck),
sterile Abdecktücher,
steriler Kittel, Handschuhe.
Kontrastmittel, Lokalanästhetikum,
Hautdesinfektionsmittel,
(Einmal)Rasierer.

Katheter
Sidewinder-Katheter 5 French (100 cm)
[oder 7-French (torsionsstabil) mit 7-French-Dilatator],
oder Cobra-Katheter, 5 French, 65 cm Länge,
J-Guide mit beweglicher Seele (0,89 mm Durchmesser, 145 cm Länge)

Filmmaterial: 15 Kassettenfilme laden.

Röhrenspannung: ca. 66 kV (ca. 64 mAs, Probe!).

Technik

Lagerung (Vorbereitung)
Rückenlage.
Ausrasieren der Leisten,
Hautdesinfektion,
Abdecken mit sterilen Tüchern.

Technische Vorbereitungen
Leeraufnahme anfertigen
(Zentrierung ca. 2 cm über dem Nabel),
Injektionspritze füllen.

Punktion
Seldinger-Technik:
A. femoralis (nach Lokalanästhesie, Hautinzision) punktieren
   (pulsierender Blutstrahl).
Einführen des J-Guides.
Punktionskanüle entfernen.
Katheter über Guide einführen und vorschieben (Sidewinder
   im Aortenbogen wenden und langsam nach unten ziehen),
   etwa in Höhe BWK 11 Katheterspitze nach ventral drehen,
   wenn Spitze ventral liegt, Katheter nach unten ziehen
   und einrasten lassen.
Probeaspiration von Blut, Injektion von NaCl (freier Abfluß),
Lagekontrolle durch KM-Probeinjektion,
Anschluß an Injektor.

Injektionsparameter
Etwa 50 ml nichtionisches KM (350–370 mg Jod/ml).
Geschwindigkeit: 8–9 ml/s.
Vorgabe: 0,5–3,5 s (meist 1 s).
Injektoreinstellung: Spritze vor Strahlung.

Aufnahmebedingungen
Exspiratorischer Atemstillstand.
Serienangiogramm (15mal 1 Bild/s).

Nachsorge

Kontrolle auf KM-Reaktion,
ca. 10 min Abdrücken der Punktionsstelle,
Druckverband.
Mindestens 24 h Bettruhe.

Tips und Tricks

1. Bleibt die Katheterspitze beim Herausziehen hängen, J-Guide wieder einführen und Spitze begradigen.
2. Katheter nur nach einer Richtung, z. B. im Uhrzeigersinn, drehen, dadurch Kontrolle, ob Spitze hinten oder vorn liegt!
3. Das Entfernen der Haare nach der Rasur erfolgt mit breitem Pflaster besonders gründlich.
4. Bei Sidewinder-Gebrauch Spitze des Katheters unter Cranial- und Lateralverschiebung aus dem Truncuslumen herausziehen (unter DL).
5. Bei kurzem Truncus und inkompletter Darstellung der drei Hauptäste können diese durch Erhöhung des Flows (10–11 ml/s) nach tiefem Plazieren der Katheterspitze in einem Hauptast durch Rückstau des KM dargestellt werden.
6. Bei schwierigem Wenden des Sidewinders: Spitze des Katheters evtl. mit Hilfe eines Guides in einem Halsgefäßabgang plazieren. Katheter um 4–5 cm weiter vorschieben bis Sidewinder-Konfiguration im Aortenbogen entsteht. Unter Drehung vorsichtig weiter vorschieben bis Katheterspitze in den Aortenbogen zurückfällt. Katheterspitze beim Zurückziehen nicht nach Cranial ausrichten.

Zöliakographie unter DSA-Bedingungen

Vorbereitung

Nahrungskarenz von mindestens 6 h.
Gerinnung (z. B. Quick-Wert über 50%, PTT, Thrombos),
evtl. Kreatinin.

Material

Angio-Tisch (steril)
Gefäß mit NaCl und Heparin (200 IU/100 ml),
2 große Spritzen (20 ml oder 30 ml) für NaCl,
1 große Spritze (z. B. 20 ml, Luer-Lock) für KM,
10-ml-Spritze mit 18er und 1er Nadel für Lokalanästhesie,
Tupfer (10 kleine, 10 große),
Skalpell,
Punktionskanüle (z. B. 16 G- oder weitlumige
   18-G-Verweilkanüle oder Seldinger-Nadel),
Zweiwegehahn (Hochdruck),
sterile Abdecktücher,
steriler Kittel, Handschuhe.
Kontrastmittel (nichtionisch, mehr als 300 mg Jod/ml), Lokalanästhetikum,
Hautdesinfektionsmittel,
(Einmal)Rasierer.

Katheter
Sidewinder-Katheter 5 French (100 cm)
[oder 7-French = torsionsstabil mit 7-French-Dilatator]
oder Cobra-Katheter, 5 French, 65 cm,
J-Guide mit beweglicher Seele
(0,89 mm Durchmesser, 125 cm Länge).

Technik

Lagerung (Vorbereitung)
Rückenlage.
Ausrasieren der Leisten,
Hautdesinfektion,
Abdecken mit sterilen Tüchern.

Technische Vorbereitungen
Injektionspritze füllen.

Punktion
Seldinger-Technik:
A. femoralis (nach Lokalanästhesie und Hautinzision) punktieren (pulsierender Blutstrahl).
Einführen des J-Guides.
Punktionskanüle entfernen.
Katheter über Guide einführen und vorschieben.
Guide entfernen.
(Bei Verwendung eines Sidewinders den Katheter im Aortenbogen entfalten lassen und herunterziehen.)
Katheter in Höhe des Abgangs des Truncus coeliacus bei Th_{12} ventral einrasten lassen.
Aspiration von Blut, Injektion von NaCl (kein Widerstand), Lagekontrolle durch manuelle KM-Probeinjektion, Anschluß an Injektor.

Injektionsparameter
20(–30) ml Kontrastmittel (ca. 300 mg Jod/ml).
Injektionsgeschwindigkeit: 8 ml/s.
Delay (wenn nötig) einstellen: 2 s.
Injektoreinstellung: Strahlung vor Spritze.

Aufnahmebedingungen
2 Bilder/s.
Anfertigung der Masken in exspiratorischem Atemstillstand.
Injektionsstart direkt nach Maskenerstellung
   ($\widehat{=}$ Delay von 2 s).
Venöse Phase abwarten.
Untersuchung beenden.

Nachsorge

Kontrolle auf KM-Reaktion,
ca. 10 min Abdrücken der Injektionsstelle,
Druckverband.
Mindestens 24 h Bettruhe.

Variante

Untersuchungstechnische Variante
Handinjektion des KM.

Tips und Tricks

1. Bleibt die Katheterspitze beim Herausziehen hängen, J-Guide wieder einführen und Spitze begradigen.
2. Katheter nur nach einer Richtung, z. B. im Uhrzeigersinn, drehen, dadurch Kontrolle, ob Spitze hinten oder vorne liegt!
3. Das Entfernen der Haare nach der Rasur erfolgt mit breitem Pflaster (z. B. Leukosilk) besonders gründlich.
4. Bei kurzem Truncus und unvollständiger Darstellung der drei Hauptäste können diese durch Erhöhung des Flows nach tiefem Plazieren der Katheterspitze in einem Hauptgefäß durch Rückstau des KM dargestellt werden.

5. Bei Sidewindergebrauch Spitze des Katheters unter Cranial- und Lateralverschiebung aus dem Truncuslumen unter DL herausschieben.
6. Bei schwierigem Wenden des Sidewinders: Spitze des Katheters evtl. mit Hilfe eines Guides in einem Halsgefäßabgang plazieren. Katheter um 4–5 cm weiter vorschieben bis Sidewinder-Konfiguration im Aortenbogen entsteht. Unter Drehung vorsichtig weiter vorschieben, bis Katheterspitze in den Aortenbogen zurückfällt. Katheterspitze beim abschließenden Zurückziehen in den Abgangsbereich der A. mesenterica nicht nach Cranial ausrichten, um nicht wieder in einen Halsgefäßabgang zu geraten.

Konventionelle Mesenterikographie

Vorbereitung

Nahrungskarenz von 6 h.
Gerinnung (z. B. Quick-Wert über 50%, PTT, Thrombos), evtl. Kreatinin.

Material

Angio-Tisch (steril)
Gefäß mit NaCl und Heparin (200 IU/100 ml),
2 große Spritzen (20 ml oder 30 ml) für NaCl,
1 große Spritze (z. B. 20 ml, Luer-Lock) für KM,
10-ml-Spritze mit 18er und 1er Nadel für Lokalanästhesie,
Tupfer (10 kleine, 10 große),
Skalpell,
Punktionskanüle (weitlumige 18 G-Verweilkanüle bzw. 16-G-Kanüle),
Zweiwegehahn (Hochdruck),
sterile Abdecktücher,
steriler Kittel, Handschuhe.
Kontrastmittel, Lokalanästhetikum, Hautdesinfektionsmittel,
(Einmal)Rasierer,
evtl. 1 Ampulle Priscol oder
1 ml Suprarenin in 1 l NaCl verdünnen und 0,5 ml der Lösung aufziehen.

Katheter
Sidewinder-Katheter 5 (oder 7) French (100 cm)
(oder Cobra-Katheter, 5 French, 65 cm),
J-Guide mit beweglicher Seele
(0,89 mm Durchmesser, 145 cm Länge),
evtl. 5- (oder 7-)French-Dilatator.

Filmmaterial: 15 Kassettenfilme laden.

Röhrenspannung: 66 kV. (Erfolgt die Mesenterikographie nach einer Zöliakographie 5 kV mehr geben), ca. 64 mAs.

Technik

Lagerung (Vorbereitung)
Rückenlage.
Ausrasieren der Leisten,
Hautdesinfektion,
Abdecken mit sterilen Tüchern.

Technische Vorbereitungen
Leeraufnahme anfertigen (Einstellung: Zentralstrahl ca. eine Handbreit über dem Beckenkamm oder Oberrand Symphyse = Unterrand Film).
Injektionspritze füllen.

Punktion
Seldinger-Technik:
A. femoralis (nach Lokalanästhesie und Hautinzision) punktieren (pulsierender Blutstrahl).
Einführen des J-Guides.
Punktionskanüle entfernen.
Katheter über Guide einführen und vorschieben.
Guide entfernen.
Bei Verwendung eines „Sidewinders" den Katheter im Aortenbogen entfalten lassen.
Katheter herunterziehen und in Höhe Th_{12} Spitze nach ventral drehen,
wenn Spitze ventral liegt, Katheter nach unten ziehen, in Höhe des Abgangs der A. mesenterica superior (etwa L_{1-2}) einrasten lassen.
Lagekontrolle durch manuelle KM-Probeinjektion (nach Probeblutaspiration und NaCl-Injektion: freier Abfluß),
evtl. 1 ml Priscol (bzw. 0,5 ml Suprareninlösung) zur besseren Gefäßzeichnung über plazierten Katheter injizieren.
Anschluß an Injektor.

Injektionsparameter
50 ml nichtionisches KM (350–370 mg Jod/ml).
Injektionsgeschwindigkeit: 8–10 ml/s (meist 9 ml/s),
Vorgabe (= Delay) mindestens 1 s (bis 3 s für mehr
   venöse Aufnahmen).
Injektoreinstellung: Spritze vor Strahlung.

Aufnahmebedingungen
Standserie mit Blattfilmwechsler.
15mal 1 Bild/s
in exspiratorischem Atemstillstand.
Eventuell 2. Serie: zur Freiprojektion des Abgangs
   der A. mesenterica superior linke Seite um ca. 20°–30°
   anheben.

Nachsorge

Kontrolle auf KM-Reaktion,
ca. 10 min Abdrücken der Punktionsstelle,
Druckverband.
Mindestens 24 h Bettruhe.

Tips und Tricks

1. Katheter nur nach einer Richtung, z. B. im Uhrzeigersinn, drehen, dadurch leichtere Kontrolle, ob Spitze hinten oder vorne liegt.
2. Das Entfernen der Haare nach der Rasur erfolgt mit breitem Pflaster (z. B. Leukosilk) besonders gründlich.
3. Bei Sidewinder-Gebrauch Spitze des Katheters unter Cranial- und Lateralverschiebung aus dem Mesenterikalumen herausziehen.

Mesenterikographie unter DSA-Bedingungen

Vorbereitung

Nahrungskarenz von 6 Stunden
Gerinnung (z.B. Quick-Wert über 50%, PTT, Thrombos),
evtl. Kreatinin.

Material

Angio-Tisch (steril)
Gefäß mit NaCl und Heparin (200 IU/100 ml),
2 große Spritzen (20 ml oder 30 ml) für NaCl,
1 große Spritze (z.B. 20 ml, Luer-Lok) für KM,
10 ml Spritze mit 18er und 1er Nadel für Lokalanästhesie,
Tupfer (10 kleine, 10 große),
Skalpell,

Punktionskanüle (16-G- oder weitlumige 18-G-Verweilkanüle),
Zweiwegehahn (Hochdruck),
sterile Abdecktücher,
steriler Kittel, Handschuhe,
und
Kontrastmittel, Lokalanästhetikum, Hautdesinfektionsmittel,
(Einmal)Rasierer,
evtl. 1 Ampulle Priscol oder
1 ml Suprarenin in 1 Liter NaCl verdünnen und 0,5 ml der Lösung aufziehen.

Katheter
Sidewinder-Katheter 5- (od. 7-) French (100 cm),
(oder Cobra-Katheter, 5-French, 65 cm),
J-Guide mit beweglicher Seele,
(0,89 mm Durchmesser, 145 cm Länge),
evtl. 5- (od. 7-) French Dilatator.

Technik

Lagerung (Vorbereitung)
Rückenlage.
Ausrasieren der Leisten.
Hautdesinfektion.
Abdecken mit sterilen Tüchern.

Technische Vorbereitungen
Injektionsspritze füllen.

Punktion
Seldinger-Technik:
A. femoralis (nach Lokalanästhesie und Hautinzision) punktieren (pulsierender Blutstrahl).
Einführen des J-Guides.
Punktionskanüle entfernen.
Katheter über Guide einführen und vorschieben.
Guide entfernen.
Bei Verwendung eines „Sidewinders" den Katheter im Aortenbogen entfalten lassen.
Katheter herunterziehen und in Höhe Th12 Spitze nach ventral drehen,
wenn Spitze ventral liegt, Katheter nach unten ziehen, in Höhe des Abganges der A. mesenterica superior (etwa L_{1-2}) einrasten lassen.
Lagekontrolle durch manuelle KM-Probeinjektion (nach Probeblut-aspiration und NaCl-Injektion: kein Widerstand?).
evtl. 1 ml Priscol (bzw. 0,5 ml Suprarenin-Lsg.) zur besseren Gefäßzeichnung über plazierten Katheter injizieren.
Anschluß an Injektor.

Injektionsparameter
20–30 ml nicht-ionisches KM (ca. 300 mg Jod/ml).
Injektionsgeschwindigkeit: 8–10 ml/sek (meist 9 ml/sek).

Delay (wenn nötig) einstellen: ca. 2 s.
Injektoreinstellung: Strahlung vor Spritze.

Aufnahmebedingungen
2 Bilder/s.
Anfertigung der Masken in exspiratorischem Atemstillstand.
Injektionsstart nach Maskenerstellung (ca. 2 s Delay).
Venöse Phase abwarten.
Untersuchung beenden.
evtl. 2. Serie: zur Freiprojektion der A. mesenterica superior linke Seite um ca. 20°–30° anheben.

Nachsorge

Kontrolle auf KM-Reaktion.
ca. 10 min Abdrücken der Punktionsstelle.
Druckverband.
Mindestens 24 Std. Bettruhe.

Tips und Tricks

1. Katheter nur nach einer Richtung z. B. im Uhrzeigersinn drehen, dadurch leichtere Kontrolle, ob Spitze hinten oder vorne liegt.
2. Das Entfernen der Haare nach der Rasur erfolgt mit breitem Pflaster (z. B. Leukosilk) besonders gründlich.
3. Bei Sidewindergebrauch Spitze unter Cranial- und Lateralverschiebung unter DL aus dem Mesenterikalumen herausziehen.
4. Bei schwierigem Wenden des Sidewinders: Spitze des Katheters evtl. mit Hilfe eines Guides in einem Halsgefäßabgang plazieren. Katheter um 4–5 cm weiter vorschieben bis Sidewinder-Konfiguration im Aortenbogen entsteht. Unter Drehung vorsichtig weiter vorschieben, bis Katheter-

spitze in den Aortenbogen zurückfällt. Katheterspitze beim abschließenden Zurückziehen in den Abgangsbereich der A. mesenterica nicht nach Cranial ausrichten, um nicht wieder in einen Halsgefäßabgang zu geraten.

Nierenangiographie
(konventionelle Übersicht)

Vorbereitung

Nahrungskarenz von 6 h.
Gerinnung (z. B. Quick-Wert über 50%, PTT, Thrombos).
evtl. Kreatinin.
evtl. intravenöses Urogramm.

Material

Angio-Tisch (steril)
Gefäß mit NaCl und Heparin (200 IU/100 ml),
2 große Spritzen (20 ml oder 30 ml, Luer) für NaCl,
1 große Spritze (z. B. 20 ml, Luer-Lock) für KM,
10-ml-Spritze mit 18er und 1er Nadel für Lokalanästhesie,
Tupfer (10 kleine, 10 große),
Skalpell,
Punktionskanüle (z. B. weitlumige 18-G-Verweilkanüle oder
  16-G-Verweilkanüle, Seldinger-Nadel),
Zweiwegehahn (hochdruckstabil),
sterile Abdecktücher,
steriler Kittel, Handschuhe.
Kontrastmittel, Lokalanästhetikum, Hautdesinfektionsmittel,
(Einmal)Rasierer.

Katheter
Pigtail-Katheter 5 French (65 cm),
J-Guide (0,89 mm Durchmesser, 145 cm Länge).

Filmmaterial: 10 Kassettenfilme laden.

Röhrenspannung: ca. 66 kV (ca. 64 mAs: Probe!).

Technik

Lagerung (Vorbereitung)
Rückenlage.
Ausrasieren der Leisten.
Hautdesinfektion.
Abdecken mit sterilen Tüchern.

Technische Vorbereitungen
Leeraufnahme anfertigen (Zentralstrahl eine Handbreit oberhalb des Nabels, Ober- und Unterrand einblenden).
Injektionsspritze füllen.

Punktion
Seldinger-Technik:
Oberflächliche und tiefe Lokalanästhesie in der Leiste.
Mit der li. Hand (z. B. Zeige- und Mittelfinger) A. femoralis-Puls ertasten.
Hautincision direkt ventral des A. femoralis-Pulses
Punktionskanüle zwischen dem Zeige- und Mittelfinger der li. Hand durch Hautincision einführen (Ist Nadelspitze direkt ventral der Arterie, spürt man die Pulsation verstärkt!).
Arterie zügig punktieren.
Mandrin entfernen (Pulsierender Blutstrahl zeigt richtige Lage an. Liegt die Nadel neben der Arterie, wird sie pulssynchron seitl. ausgelenkt!)
Guide durch die Punktionsnadel in das Gefäß einführen und vorschieben.
Punktionskanüle über den liegenden Guide entfernen.
Katheter über den Guide in das Gefäß einführen.
Guide entfernen.
Katheter plazieren (oberhalb des Nierenarterienabgangs bei L_{1-2}, also etwa in Höhe Th_{12}, L_1).
Probeaspiration von Blut, Injektion von NaCl (Widerstand?), Lagekontrolle durch KM-Probeinjektion.
Anschluß an Injektor.

Injektionsparameter
Etwa 40 ml nichtionisches KM (350–370 mg Jod/ml).
Geschwindigkeit: 15–20 ml/s.
Vorgabe: 0,5 s (= Delay).
Injektoreinstellung: Spritze vor Strahlung.

Aufnahmebedingungen
Standserie mit Blattfilmwechsler.
Arterielle Phase mit 3mal 2 Bildern/s,
　venöse Phase mit 4mal 1 Bild/s in exspiratorischem Atemstillstand.

Nachsorge

Kontrolle auf KM-Reaktion,
　ca. 10 min Abdrücken der Punktionsstelle,
Druckverband.
Mindestens 24 h Bettruhe.

Tips und Tricks

Das Entfernen der Haare nach der Rasur erfolgt mit breitem Pflaster (z. B. Leukosilk) besonders gründlich.

Nieren-DSA (peripher-venös)

Vorbereitung

Nahrungskarenz von 3 h.
evtl. intravenöses Urogramm.
evtl. Kreatinin.

Material
DSA-Tisch (peripher-venös)
1 große Spritze (20 ml oder 30 ml, Luer) für NaCl,
(evtl. 2-ml-Spritze mit 18er Nadel für Lokalanästhesie)
1 2-ml-Spritze mit Buscopan oder Glucagon.
1 Schaumstoffkeil,
1 Kompressorium,
Tupfer, Hautdesinfektionsmittel,
Lokalanästhetikum.

Katheter
Verweil- bzw. Flügelkanüle (14 G, 16 G),
Zweiwegehahn (Hochdruck),
Hochdruckverbindungsschlauch.

Technik

Lagerung
Rückenlage.
Anlage eines Kompressoriums.

Technische Vorbereitung
Injektionsspritze füllen.

Punktion
V. cubitalis (nach Lokalanästhesie) mit Verweil- bzw. Flügelkanüle punktieren.
Probeinjektion mit Kochsalz bei hohem Flow.
Injektion von Buscopan (Glucagon).
Anschluß an Injektor.

Injektionsparameter
Etwa 50 ml nichtionisches KM (350–370 mg Jod/ml).
Geschwindigkeit: 14–18 ml/s (16 G),
18–22 ml/s (14 G).
Delay (wenn nötig) einstellen: 3–5 s.
Injektoreinstellung: Spritze vor Strahlung.

Aufnahmebedingungen
2 Bilder/s.

Aufnahmen
1. Serie: Nach Atemkommando Anfertigung der Masken bei Atemstillstand in Exspiration.
Start der Serie unmittelbar nach Injektionsende (ca. 3–5 s nach Injektionsbeginn = Delay, s. oben).
Venöse Phase abwarten.
Serie beenden.

2. bzw. 3. Serie (fakultativ):
Beurteilung des Abgangs der linken Nierenarterie:
linke Seite um 30° anheben.
Beurteilung des Abgangs der rechten Nierenarterie:
rechte Seite um 30° anheben.

Nach Atemkommando Anfertigung der Masken bei Atemstillstand in Exspiration.
Injektion des KM (Delay abhängig von 1. Serie).
Venöse Phase abwarten.
Serie beenden.

Nachsorge

Kontrolle auf KM-Reaktion.
Punktionsstelle versorgen.

Nierenangiographie
(konventionell, selektiv)

Vorbereitung

Nahrungskarenz von 6 h.
Gerinnung (z. B. Quick-Wert über 50%, PTT, Thrombos).
evtl. Kreatinin.
evtl. intravenöses Urogramm.

Material
Angio-Tisch (steril)
Gefäß mit NaCl und Heparin (200 IU/100 ml),
2 große Spritzen (20 ml oder 30 ml, Luer) für NaCl,
1 große Spritze (z. B. 20 ml, Luer-Lock) für KM,
10-ml-Spritze mit 18er und 1er Nadel für Lokalanästhesie,
Tupfer (10 kleine, 10 große),
Skalpell,
Punktionskanüle (z. B. 16-G- oder weitlumige
  18-G-Verweilkanüle, Seldinger-Nadel),
Zweiwegehahn (hochdruckstabil),
sterile Abdecktücher,
steriler Kittel, Handschuhe.
Kontrastmittel, Lokalanästhetikum, Hautdesinfektionsmittel,
(Einmal)Rasierer.

Katheter
Sidewinder-Katheter 5 French (100 cm)
(evtl. 7 French: torsionsstabil!),
(oder Cobra-Katheter, 5 French, 65 cm),
J-Guide mit beweglicher Seele
(0,89 mm Durchmesser, 145 cm Länge),
evtl. 7-French-Dilatator.

Filmmaterial: 10 Kassettenfilme laden.

Röhrenspannung: ca. 66 kV (ca. 80–100 mAs: Probe!).

Technik

Lagerung (Vorbereitung)
Rückenlage.
Ausrasieren der Leisten,
Hautdesinfektion,
Abdecken mit sterilen Tüchern.

Technische Vorbereitungen
Leeraufnahme anfertigen.
Injektionspritze füllen.

Punktion
Seldinger-Technik:
A. femoralis (nach Lokalanästhesie und Hautinzision) punktieren (pulsierender Blutstrahl).
Einführen des J-Guides.
Punktionskanüle entfernen.
Katheter über Guide einführen und vorschieben.
Guide entfernen.
Bei Verwendung eines Sidewinders Katheter im Aortenbogen entfalten lassen.
Katheter herunterziehen und in Höhe des Nierenarterienabgangs bei L_{1-2} einrasten lassen.
Probeaspiration von Blut, Injektion von NaCl (freier Abfluß?),
Lagekontrolle durch KM-Probeinjektion.
Anschluß an Injektor.

Injektionsparameter
Etwa 15 ml nichtionisches KM (350–370 mg Jod/ml).
Geschwindigkeit: 8–10 ml/s,
Vorgabe: 0,5 s (= Delay).
Injektoreinstellung: Spritze vor Strahlung oder Handinjektion.

Aufnahmebedingungen
Standserie mit Blattfilmwechsler.
Arterielle Phase mit 2mal 2 Bildern/s,
venöse Phase mit 6mal 1 Bild/s
in exspiratorischem Atemstillstand.

Nachsorge

Kontrolle auf KM-Reaktion,
ca. 10 min Abdrücken der Punktionsstelle,
Druckverband.
Mindestens 4 h Bettruhe.

Tips und Tricks

1. Leeraufnahme: Unter DL obere und untere Nierenbegrenzung auf der Haut markieren und auf ein oben und unten ca. 1 cm größeres Feld einblenden.
Etwa eine Zeitstufe länger (als bei Übersichtsangiographie) belichten.
2. Das Entfernen der Haare nach der Rasur erfolgt mit breitem Pflaster (z. B. Leukosilk) besonders gründlich.
3. Bei Einführungsschwierigkeiten des Selektivkatheters in die Nierenarterie einmal in maximaler In- und Expiration versuchen.
4. Bei schwierigem Wenden des Sidewinders: Spitze des Katheters evtl. mit Hilfe eines Guides in einem Halsgefäßabgang plazieren. Katheter um 4–5 cm weiter vorschieben bis Sidewinder-Konfiguration im Aortenbogen entsteht. Unter Drehung vorsichtig weiter vorschieben, bis Katheterspitze in den Aortenbogen zurückfällt. Katheterspitze beim abschließenden Zurückziehen in den Abgangsbereich der A. mesenterica nicht nach Cranial ausrichten, um nicht wieder in einen Halsgefäßabgang zu geraten.

Konventionelle periphere Becken-Bein-Angiographie

Vorbereitung

Nahrungskarenz von 3–6 h.
Gerinnung (z. B. Quick-Wert über 50%, PTT, Thrombos), evtl. Kreatinin.

Material

Angio-Tisch (steril)
Gefäß mit NaCl und Heparin (200 IU/100 ml),
2 große Spritzen (20 ml oder 30 ml) für NaCl,
1 große Spritze (Luer-Lock, 20 ml) für KM,
10-ml-Spritze mit 18er und 1er Nadel für Lokalanästhesie,
Tupfer (10 kleine, 10 große),
Skalpell,
Punktionskanüle (z. B. 16-G- oder weitlumige
 18-G-Verweilkanüle, Seldingernadel),
Zweiwegehahn,
sterile Abdecktücher,
steriler Kittel, Handschuhe.
Hautdesinfektionsmittel, Kontrastmittel, Lokalanästhetikum,
(Einmal)Rasierer.

Katheter
Pigtail-Katheter 4 French(Medi-tech) oder 5 French (65 cm),
J-Guide mit beweglicher Seele
(0,89 mm Durchmesser, 145 cm Länge).

Filmmaterial: 10 Kassettenfilme laden.

Röhrenspannung: ca. 66 kV (ca. 64 mAs, Probe!,
 negative Abstufung der einzelnen Schritte:
 5, 15, 20, 25 kV).

Technik

Lagerung (Vorbereitung)
Rückenlage.
Ausrasieren der Leisten,
Hautdesinfektion,
Abdecken mit sterilen Tüchern.

Technische Vorbereitungen
Leeraufnahme anfertigen (Zentralstrahl ca. 7 cm über Bauchnabel mit Darstellung der Nierengefäße bzw. ca. 7 cm unter dem Bauchnabel ohne Nierengefäße),
Injektionspritze füllen.

Punktion
Seldinger-Technik:
A. femoralis (nach Lokalanästhesie und Hautincision) mit Verweilkanüle punktieren (pulsierender Blutstrahl).
Mandrin entfernen, J-Guide einführen.
Punktionskanüle über liegenden Guide entfernen.
Katheter über Guide einführen und vorschieben.
Guide entfernen.
Katheter plazieren (ca. 2 cm oberhalb der Bifurkation etwa in Höhe L_4).
Probeaspiration von Blut, Injektion von NaCl (freier Abfluß?).
Lagekontrolle durch manuelle KM-Probeinjektion.
Anschluß an Injektor.

Injektionsparameter
Etwa 80 ml nichtionisches KM (350–370 mg Jod/ml).
Injektionsgeschwindigkeit und Vorgabe je nach Gefäßsituation bzw. Flow bei der Probeinjektion
oder nach Gehstrecke:
Gehstrecke über 200 m:
Flow 11 ml/s, Vorgabe 3 s (= Delay)

Gehstrecke ca. 100 m:
Flow 10 ml/s, Vorgabe 5 s (= Delay)
Gehstrecke 20–50 m:
Flow 8 ml/s, Vorgabe 7–8 s (= Delay).
Injektoreinstellung: Spritze vor Strahlung

Aufnahmebedingungen

4 Tischplattenverschiebungen = 5 Aufnahmestationen, jeweils 2mal 1 Bild/s.
Beine leicht innenrotiert lagern (Füße übereinander legen, bei Genu varum Knieunterpolsterung zum Ausgleich).
Bauch- bzw. Beckenetage in exspiratorischem Atemstillstand.

Nachsorge

Kontrolle auf KM-Reaktion,
ca. 10 min Abdrücken der Punktionsstelle,
Druckverband.
Mindestens 24 h Bettruhe.

Varianten

Untersuchungstechnische Variante
a) transbrachialer Zugang
b) transaxillärer Zugang

Tips und Tricks

Bei Patienten mit Körpergrößen unter 1,60 m reichen
3 Tischplattenverschiebungen = 4 Aufnahmestationen
= 8 Kassettenfilme.

Translumbale Becken-Bein-Angiographie

Vorbereitung

Nahrungskarenz von mindestens 6 h.
Gerinnung (z. B. Quick-Wert über 50%, PTT, Thrombos)
evtl. Kreatinin.

Material

Angio-Tisch (steril)
Gefäß mit NaCl und Heparin (200 IU/100 ml),
2 große Spritzen (20 ml oder 30 ml) für NaCl,
1 große Spritze (30 ml, Luer-Lock) für KM,
2 10-ml-Spritzen mit 1er Nadel und Spinalnadel
 (15 bzw. 20 cm Länge, G 22) für Lokalanästhesie,
sterile Tupfer (10 kleine, 10 große),
Zweiwegehahn (hochdruckstabil),
sterile Abdecktücher,
steriler Kittel, Handschuhe.
Lokalanästhetikum, Hautdesinfektionsmittel, Kontrastmittel,
evtl. (Einmal)Rasierer.

Katheter
Lumbalnadel (Longdwel-Nadel 16 G, Seldinger-Translumbalnadel),
Verbindungsschlauch (hochdruckstabil).

Filmmaterial: 10 Kassettenfilme laden.

Röhrenspannung: ca. 66 kV (ca. 64 mAs, Probel,
negative Abstufung der einzelnen Schritte:
5, 15, 20, 25 kV).

Technik

Lagerung (Vorbereitung)
Bauchlage.
Eventuell Hautrasur der linken Rückenfläche,
Hautdesinfektion,
Abdecken mit sterilen Tüchern.

Technische Vorbereitungen
Leeraufnahme anfertigen.
Injektionspritze füllen.
L- und R-Zeichen ändern.

Punktion
Etwa 1 Handbreit oberhalb des Beckenkamms und 1 Handbreit links paravertebral (nach oberflächlicher und tiefer Lokalanästhesie) bei inspiratorischem Atemstillstand (*Cave:* dorsaler Pleurasinus, Atemschwankungen vorher unter DL kontrollieren!) punktieren (entspricht etwa Höhe von Th 12).
Punktionsrichtung: von latero-caudal nach medio-cranial zum vorderen Drittel des BWK 12;
bei Kontakt mit dem WK Nadel leicht zurückziehen, Winkel ändern (etwas steiler) und vor dem 12. BWK die Aorta punktieren (Aortenwand durch elastischen Widerstand und mitgeteilte Pulsation spürbar).
Mandrin entfernen (pulsierendes Blut zeigt richtige Lage).
Verbindungsschlauch anschließen.
Manuelle Probeinjektion mit KM unter DL zur Lagekontrolle.

Injektionsparameter
Etwa 80 ml nichtionisches KM (350–370 mg Jod/ml).
Geschwindigkeit: 10–15 ml/s,
   3–8 s Vorgabe (je nach Gefäßsituation: Probeinjektion!).
Injektoreinstellung: Spritze vor Strahlung.

Aufnahmebedingungen
Bauchlage.
Beine leicht innenrotiert lagern.
4 Tischplattenverschiebungen = 5 Aufnahmestationen, jeweils 2mal 1 Bild/s.
Bauch- bzw. Beckenetage in exspiratorischem Atemstillstand.

Nachsorge

Kontrolle auf KM-Reaktion,
Verband der Punktionsstelle.
Mindestens 24 h Bettruhe (die ersten Stunden ausschließlich in ruhiger Rückenlage).

Varianten

Untersuchungstechnische Variante
Punktion mit Translumb. Aortographie Nadel-Set
(z. B. Fa. Cook), die neben einer Nadel (z. B. 19 G, 22 cm Länge) einen 5-French-Katheter mit Seitlöchern enthalten. Oder Nadel-Sets, durch die ein Katheter (z. B. 4 French) eingeführt werden kann.

Periphere Beinangiographie mittels FNP-DSA

Vorbereitung

Nahrungskarenz von 3 h.
Gerinnung (z. B. Quick-Wert, PTT, Thrombos) evtl. Kreatinin, evtl. Aorta abdominalis und Beckenetage mittels i.v.-DSA dargestellt.

Material
DSA-Tisch (i.a.-FNP, steril)
Gefäß mit NaCl und Heparin,
2 große Spritzen (20 ml oder 30 ml),
1 große KM-Spritze (Luer-Lock, 20–30 ml),
Zweiwegehahn (Hochdruck nicht erforderlich!),
Tupfer,
steriles Lochtuch zum Abdecken.
Kontrastmittel, Hautdesinfektionsmittel,
sterile Handschuhe,
(Einmal)Rasierer.

Katheter
Schwarze Kanüle (12er, 22 G) oder grüne Kanüle (2er, 21 G, bei tiefer gelegenen Gefäßen)
oder Verweilkanüle (22 G),
Verlängerungsschlauch
(Hochdruckstabilität nicht erforderlich).

Technik

Lagerung (Vorbereitung)
Rückenlage.
Ausrasieren der Leisten,

Hautdesinfektion,
Abdecken mit sterilem Lochtuch.

Technische Vorbereitungen
Nadel mit Schlauch, Zweiwegehahn und NaCl-Spritze
verbinden und mit NaCl entlüften.

Punktion
Punktion der A. femoralis,
Pulsierende Blutsäule im Schlauch beweist richtigen Sitz.
Spülen d. Systems mit NaCl und Heparin.

Injektionsparameter
Handinjektion
Injektionvolumen: ca. 10–15 ml
Proximale Femuretage: Verdünnung NaCl: KM = 1:1.
Distale Femuretage: Verdünnung NaCl:KM = 1:2.
Ab Knieetage: unverdünntes KM.

Aufnahmebedingungen
Beine leicht innenrotiert lagern.
Schrittweise Darstellung der jeweiligen Gefäßetagen
in DSA-Technik,
2 Bilder/s.
Proximaler Femur: Injektion nach Ablauf der DSA-Maske.
Knie-Etage: Injektion mit Beginn der DSA-Maske.
Unterschenkel-Etage: Injektion ca. 2–5 s vor Beginn
der Maske.

Nachsorge

Kontrolle auf KM-Reaktion,
ca. 5 min Abdrücken der Punktionsstelle,
Verband.
Bettruhe (ca. 2–3 Std.).

Beinphlebographie

Vorbereitung

Nahrungskarenz von 3 h.
evtl. Kreatinin.

Material
1 Flügelkanüle (19–21 G),
evtl. 1 mal 20-ml-Spritze mit NaCl 0,9%,
3 mal 20-ml- (oder 1 mal 50-ml-)Spritze mit KM.
Staubinde zur Kompression supramalleolär,
evtl. 2. Staubinde zur Kompression am distalen Oberschenkel,
Tupfer, Pflaster,
Hautdesinfektionsmittel, Kontrastmittel,
evtl. Haltegurt,
evtl. Meßlatte.

Filmmaterial: 2mal 35×35 cm,
evtl. 2mal 24×30 cm bereithalten.

Technik

Lagerung
Etwa 45°-Schräglage des Tisches bei Rückenlage des Patienten, sog. „Hängelage" mit Handgriffen zum Abstützen oder Einbeinstand auf Holzklotz für Standbein.
Eventuell Maßstab anbringen.

Punktion
Punktion einer oberflächlichen Vene am Fußrücken mit einer entlüfteten Flügelkanüle nach Anlage einer Staubinde oberhalb der Knöchelregion.
Punktionsort: möglichst weit distal (meist V. hallucis dorsalis).

Injektionsparameter
40–60 ml nichtionisches KM,
  zügige Handinjektion.

Aufnahmen

1. Film: 35×35 cm/dreigeteilt.
1. Bild: Unterschenkel 30° innenrotiert.
2. Bild: Unterschenkel seitlich (maximal außenrotiert).
3. Bild: Knieregion mit distalem und mittlerem Oberschenkel (seitlich, pressen lassen: V. saphena parva).

Danach weiter pressen lassen, um guten Kontrast für Ablaufphase = Bild 4 zu erhalten).
Patient unter DL in Horizontale fahren, evtl. Bein anheben und Wadenkompression (*Cave:* Thrombose!).

2. Film: 35×35 cm/dreigeteilt
4. Bild: Mittlerer und proximaler Oberschenkel (pressen lassen, bei Suffizienz der Klappen der V. saphena magna weiter mit:)
5. Bild: Inguinal- und Iliakalregion.
6. Bild: Abfluß in die V. cava inferior oder Spätaufnahme des Unterschenkels in Innenrotation.

Nachsorge

Bein hochlagern, ausstreichen, evtl. NaCl-Nachinjektion. Kanüle entfernen, Verband, Treppen steigen lassen.

Varianten

Untersuchungstechnische Variante
Bei Insuffizienz der V. saphena magna Änderung der Reihenfolge des 2. Filmes:

4. Bild: Proximaler Oberschenkel und Inguinalregion (Abfluß in V. iliaca externa und communis, insuffiziente Mündungsklappe dargestellt!).
5. Bild: Proximaler und mittlerer Anteil der insuffizienten V. saphena magna.
6. Bild: Distaler Insuffizienzpunkt der V. saphena magna.

Tips und Tricks

---

1. Füllen sich nicht alle Unterschenkelvenen von Anfang an, Änderung der Expositionsreihenfolge im
   1. Film: 35×35 cm/dreigeteilt
   1. Bild: Knie mit distalem Oberschenkel seitlich.
   2. Bild: Unterschenkel seitlich.
   3. Bild: Unterschenkel 30° innenrotiert.

2. Bei immer noch ungenügender Füllung manuelles Auspressen des KM aus dem Vorfuß.

3. Bei immer noch ungenügender Füllung evtl. 2. Injektion nach Anlage einer 2. Staubinde im Bereich des distalen Oberschenkels.

Kavernosographie

Vorbereitung

Nahrungskarenz von 3 h.
Urologische Untersuchung.

Material

Angio-Tisch (steril)
Gefäß mit NaCl und Heparin (200 IU/100 ml),
1 große Spritze (Luer-Lock, z.B. 30 ml) für KM,
2-ml-Spritze mit 18er Nadel für Lokalanästhesie,
10-ml-Spritze mit NaCl,
Tupfer (10 kleine),
Dreiwegehahn,
sterile Abdecktücher,
sterile Handschuhe.

Rollerpumpe,
Infusionsbesteck für Rollerpumpe (Innenlumen unter 3 mm),
250 ml Kontrastmittel in 750 ml NaCl-Infusionsflasche,
Kontrastmittel (z.B. Conray 30% oder nichtionisches KM:
(Verdünnung des 370er: 1 Teil KM/2 Teilen NaCl);
Verdünnung des 300er: 1 Teil KM/1 Teil NaCl)
(*Cave:* Hexabrix, da Ausfällung mit Papaverin)
3 ml = 75 mg Papaverin (Paveron von Karlspharma),
Lokalanästhetikum,
(Einmal)Rasierer,
evtl. Druckmeßgerät (z.B. Benjamin) mit
sterilem Verbindungsschlauch und Ansatzstück
und zusätzlicher 21-G-Flügelkanüle.

Filmmaterial: 100-mm-Kamerafilm oder
               1mal 24×30 cm oder
               2 Kassettenfilme laden.

               Katheter
               1 21-G-Flügelkanüle,
               1 dicker Verbindungsschlauch.

Technik

Lagerung (Vorbereitung)
Rückenlage.
Hautdesinfektion und Rasur,
Abdecken mit sterilen Tüchern.

Technische Vorbereitungen
Infusionsflasche an Rollerpumpe anschließen,
Schlauch entlüften.

Punktion
Nach oberflächlicher Anästhesie Punktion des Penis am Dorsum seitlich (zur Vermeidung der Punktion der A. dorsalis penis) ca. 2 cm proximal des Sulcus der Glans penis (nachdem der Butterflyschlauch evtl. mit Lokalanästhetikum entlüftet wurde).
(Bei Verwendung einer Druckmessung: Punktion des Penis jeweils rechts und links seitlich und Anschluß einer Flügelkanüle an das Meßgerät.)
Nadel in den Schwellkörper einführen.
Blut aspirieren.
Unter DL KM injizieren (ca. 25 ml).
Füllung (richtige Lage der Nadel?) der Corpora cavernosa kontrollieren.
Infusion mit entlüftetem Schlauch anschließen.
Unter DL Flow an der Rollerpumpe von 50 ml bei Bedarf bis auf 200 ml/min steigern.
(Kontrolle der Erektion! Eventuell unter ständiger Druckmessung.)
Unter DL Gefäße (Verlauf, Anomalien, Leck?) beobachten.
Erhaltungsflow der Erektion bestimmen.

Aufnahmen

1. Film: Zielaufnahmen unter DL.
100-mm-Kamerafilm/Einzelbild
oder 24×30 cm/zweigeteilt.

Injektion des Papaverins.
Wiederholung der KM-Injektion mittels Rollerpumpe.

2. Film: Zielaufnahmen unter DL.
100-mm-Kamerafilm/Einzelbild
oder 24×30 cm/zweigeteilt.

Nachsorge

Kontrolle auf KM-Reaktion,
ca. 5 min Abdrücken der Injektionsstelle,
Verband.

Vordruck für eigenes Rezept:

Vorbereitung

Nahrungskarenz von: _____
Labor: _____

Material
Angio-Tisch

Punktionskanüle: _____
Spritzen: _____

Katheter: _____

Technik

Lagerung (Vorbereitung)

Technische Vorbereitungen

Punktion

Injektionsparameter
Kontrastmittel: ___ ml
Injektionsgeschwindigkeit: ___ ml/s
Delay: ___ s
Injektoreinstellung:

Aufnahmebedingungen

Nachsorge

Tips und Tricks

Perkutane interventionelle Maßnahmen

Diagnostische Punktion

Vorbereitung

Nahrungskarenz von 3 h.
Gerinnung (Quick-Wert mindestens 50%, Thrombozyten mindestens 50000/mm^3).

Material (zytologische Punktion)
Objektträger,
1 20-ml-Spritze,
Spritzenhalter (z.B. von Cameco für 20-ml-Spritzen),
10-ml-Spritze mit 18er und 1er Nadel für Lokalanästhesie,
Tupfer,
Fixierspray (z.B. Merckofix-Spray),
Hautdesinfektionsmittel,
Lokalanästhetikum,
evtl. Einmalrasierer,
Zentimetermaß.

Bei CT-gesteuerter Punktion: Hautmarkierungsgitter
 (z.B. in 1-cm-Abstand aufgeklebte Angiographiekatheterstücke),
evtl. Nadelreiter (zur Tiefenmarkierung oder Filzstift).

Punktionsbesteck
Spinalnadel 22 G (Länge 9–12,4 cm)
oder Westcott-Nadel 22 G (Länge 13,7 cm).

Technik

Lagerung entsprechend dem Zugang der zu punktierenden Läsion.
Dabei auf stabile Lagerung achten (evtl. durch Schaumstoffkeile).

Eventuell Hautrasur,
Hautdesinfektion,
evtl. Abdecken mit sterilem Schlitztuch.

Technische Vorbereitungen
CT: Bestimmung von Tiefe, Ausdehnung und Vaskularisation des Herdes sowie des Punktionswinkels.
DL und Ultraschall: Bestimmung der Tiefe und Ausdehnung des Herdes.
Bei Ultraschall ggfs. Punktionsschallkopf verwenden.
Mit Nadelreiter (Filzstift) und cm-Maß auf der Punktionsnadel Abstand zwischen Hautoberfläche und Unterseite des Herdes markieren.

Punktion
Lokalanästhesie.
Nadel in Atemstillstand (DL, Ultraschall, CT) rasch bis in den proximalen Anteil des Herdes vorschieben (bei CT in gleicher Respirationsphase wie die Voraufnahmen).
Lage der Nadelspitze kontrollieren (CT), evtl. korrigieren.
Mandrin bei korrektem Sitz entfernen,
Spritze mit Spritzenhalter aufsetzen.
Unterdruck erzeugen.
Fächerförmige Punktion (bis Material im Spritzenkonus sichtbar).
Unterdruck langsam nachlassen.
Nadel in einem Zug in Atemstillstand entfernen.
Nadelinhalt auf Objektträger aufbringen und dünn ausstreichen.
Fixieren (Beachte Varianten, s.S.191).
Kontrolle des Punktionsherdes (Blutung?).
(Lunge: Pneu?).

Nachsorge

Versorgung der Punktionsstelle.
Versand des Punktats.
Bei thorakaler Punktion Röntgenthoraxaufnahmen
 in Expiration (Pneumothorax) nach 2 und 4 bzw. 6 Std.

Varianten

Verarbeitungstechnische Variante
a) Punktate (Zytologie!) aus Schilddrüse, Speicheldrüse, Milz, von Lymphknoten, Erguß, Aszites und Blut werden luftgetrocknet!
b) Punktate (Mikrobiologie):
  1. festes Material in sterilen Röhrchen mit 0,5 ml NaCl,
  2. flüssiges Material (Volumen größer 0,5 ml) in sterilem Röhrchen,
  3. flüssiges Material (Volumen kleiner 0,5 ml od. Verdacht auf Anerobier) auf einen sterilen Tupfer bringen und im Transportmedium (Agar) transportieren

Untersuchungstechnische Variante

Material (histologische Punktion)
Röhrchen mit gepuffertem 10%igem Formalin
(= 4%iges Formaldehyd) zur Hälfte gefüllt,
10-ml-Spritze mit 1er Nadel bzw. (je nach Tiefe des Herdes) Spinalnadel
(22 G) zur Lokalanästhesie,
Lokalanästhetikum, Hautdesinfektionsmittel,
(evtl. Einmalrasierer).

Punktionsmaterial
Schneidbiopsienadel (z. B. Tru-Cut-Nadel 1,4–2,1 mm Durchmesser,
 Otto-Nadel usw.).
Bei Verwendung einer Otto-Nadel auch Spritzenhalter mit entsprechender
 Spritze bereithalten.

Technik
Ausgiebige Lokalanästhesie.
Tru-Cut-Nadel: Im geschlossenen Zustand in den proximalen Rand des Herdes vorschieben (Achtung: Innenmandrin ragt ca. 5 mm vor, aus diesem Gebiet wird keine Biopsie entnommen!). Erst Innenmandrin vorschieben bei festgehaltenem Außenmandrin, dann Außenmandrin über festgehaltenen Innenmandrin darüberschieben, System entfernen.
Otto-Nadel: In den Herd vorschieben, Mandrin entfernen.
Spritze (mit Halter) aufsetzen, Unterdruck erzeugen.
Nadel unter leichten Drehbewegungen vorschieben.
Abschneiden des Zylinders durch Abwinklung der Nadel.
Unterdruck langsam nachlassen.
System entfernen.
Histologiezylinder in Formalin geben.

Tips und Tricks

1. Bei ungünstigem Zugang für Histologienadeln (Lunge!) kann (v.a. im Mediastinum, aber auch bei den Nebennieren) durch ausgiebige Vorinjektion von Lokalanästhetikum oder NaCl die Pleura abgedrängt und so eine extrapulmonale „Punktionsstraße" geschaffen werden.
2. Im Bereich der Lunge ist meist eine Punktion in inspiratorischem Atemstillstand zu empfehlen, bei hilärem, mediastinalem oder abdominellem Punktionsziel in exspiratorischem Atemstillstand.
3. Bei kleinen Herden oder schwierigem Zugang ist es bei genügender Dicke der Hautschicht empfehlenswert, die Biopsiekanüle so lange im subkutanen Fettgewebe auszurichten, bis sie zum Herd eine optimale Lage hat. Erst danach sollte ein Vorschieben der Kanüle erfolgen.

Komplikationen und ihre Behandlung

Behandlungsbedürftiger Pneumothorax (kleine Spitzenpneus bedürfen keiner Behandlung)

Material
- 1 5-ml-Spritze mit 18er und 1er Nadel und Lokalanästhetikum
- 1 Verweilkanüle (meist 18 oder 16 G),
- 1 Dreiwegehahn,
- 1 flexibler Verbindungsschlauch,
- 1 50-ml-Spritze.

Technik
Rückenlage des Patienten
Lokalanästhesie an der höchsten Stelle des Thorax (meist vordere Axillar- und Medioklavikularlinie kaudal) am Rippenoberrand (evtl. DL- oder CT-Kontrolle).
Senkrechte Punktion unter Lokalanästhetikainjektion mit 1er Nadel zur Pleuraanästhesie. Luftaspiration beweist richtige Lage des Punktionsortes. Sistieren der Luftaspiration beim Zurückziehen der Nadel gibt Eindringtiefe für anschließende Punktion mit Verweilkanüle an.
Mandrin nach Punktion aus Verweilkanüle entfernen, Dreiwegehahn mit Spritze aufsetzen.
Luft absaugen.
Zeitintervall zwischen FNP und Pneubehandlung mindestens 4 h bzw. Konstanz des Pneus auf 2 in 2stündigem Abstand angefertigten Thoraxaufnahmen.
Röntgenthorax-Kontrolle.

Dilatation von Gefäßen im Extremitäten- und Beckenbereich

Vorbereitung

Thrombozytenaggregationshemmer (z. B. 2mal 500 mg Acetylsalicylsäure) 24 h vor der Dilatation.
Nahrungskarenz von 6 h.
Gerinnung (z. B. Quick-Wert über 50%, PTT, Thrombos).
Übersichtsangiographie der Becken-Bein-Gefäße.
Prüfen der peripheren Pulse.

Material

Angio-Tisch (steril)
Gefäß mit NaCl und Heparin (5000 IU auf 250 ml NaCl),
2 große Spritzen (20 oder 30 ml) für NaCl,
1 große Spritze (Luer-Lock, z. B. 30 ml) für KM,
1 10-ml-Spritze (für Dilatation),
10-ml-Spritze mit 18er und 1er Nadel für Lokalanästhesie,
Tupfer (10 kleine, 10 große),
Skalpell,
Punktionskanüle, 16 G,
evtl. 7-French-Dilatator,
evtl. Schleuse (v.a. bei Dilatation im Unterschenkelbereich),
Zweiwegehahn,
sterile Abdecktücher,
steriler Kittel, Handschuhe.

Kontrastmittel, Lokalanästhetikum,
Hautdesinfektionsmittel,
(Einmal)Rasierer,
evtl. heißes Wasser (zur Formung des Katheters über Dampf).

Filmmaterial: 100-mm-Kamerafilm (oder DSA)
oder 4 Kassettenfilme laden.

Katheter
Ipsilaterale Punktion: gerader Katheter oder Dilatationskatheter.
Kontralaterale (retrograde) Punktion: Cobra-Katheter 7 French oder Sidewinder-Katheter II (oder Shephard-Hook) (100 cm Länge) 7 French.

1 Dilatationskatheter (Ballondurchmesser ist abhängig vom Durchmesser des zu dilatierenden Gefäßes, z. B. A. femoralis superficialis bis 5 mm Ballondurchmesser, 4 cm -länge;
Faustregel: Ballon im entfalteten Zustand = Gefäßdurchmesser),
J-Guide mit beweglicher Seele (TCMT)
(0,89 mm Durchmesser, 125–145 cm Länge).

Technik

Lagerung (Vorbereitung)
Rückenlage.
Ausrasieren der Leisten,
Hautdesinfektion,
Abdecken mit sterilen Tüchern.

Technische Vorbereitungen
Ballon mit 10-ml-Spritze (NaCl, evtl. mit etwas KM mischen; *Cave:* zuviel KM wegen Verstopfungsgefahr) füllen und entlüften,
Druckprobe,
danach Ballon wieder komplett entleeren.

Punktion
Ipsilaterales Gefäß:
Antegrade (z. B. A. femoralis superficialis, A. poplitea, Unterschenkelarterien) oder retrograde (z. B. Becken- und Leistenarterien) Punktion in Seldinger-Technik (nach Lokalanästhesie und Hautincision)

Kontralaterales Gefäß (Cross-over-Technik):
Kontralaterale A. femoralis (nach Lokalanästhesie und Hautincision) in Seldinger-Technik retrograd punktieren.

Cobra-Katheter oder Sidewinder mit Spitze in der kontralateralen A. iliaca communis plazieren.
Probeaspiration von Blut, Injektion von NaCl (Widerstand?), Lagekontrolle durch KM-Probeinjektion.
Einführen des Guides und so weit wie möglich vorschieben.
Wechsel auf Ballon-Katheter unter DL (Spitze des Guides muß stationär bleiben, bei Einführschwierigkeiten im Punktionsbereich 7-French-Dilatator verwenden).
Ballonkatheter bis kurz vor die Stenose vorschieben.
Guide entfernen, KM-Probeinjektion über Ballonkatheter.

1. Film: 100-mm-Kamerabild (2 Bilder/s), Handinjektion oder
DSA (2 Bilder/s), Handinjektion nach Ablauf der Masken.

Guide einführen und Stenose passieren.
Spitzennahe markierte Stelle des Katheters über Stenose schieben.
Ballon mit 10-ml-Spritze füllen, ca. 10 s gefüllt belassen, dann entleeren.
Prozedur wiederholen,
dann Ballonkatheter aus der Stenose zurückziehen.
Guide herausziehen.
Manuelle Probeinjektion zur Beurteilung des Dilatationserfolgs.
Eventuell Dilatation wiederholen (max. 3mal).

2. Film: 100-mm-Kamerabild (2 Bilder/s), Handinjektion oder
DSA (2 Bilder/s), Handinjektion nach Ablauf der Masken oder
konventionelle Serie mit Tischplattenverschiebung (1mal 2 Bilder/s und 2mal 1 Bild/s).

Nachsorge

Kontrolle auf KM-Reaktion,
ca. 10 min Abdrücken der Injektionsstelle,
Druckverband.
500-ml-Haes-Infusion über 24 h.
Mindestens 24 h Bettruhe.
Kontrolle der peripheren Pulse.
Thrombozytenaggregationshemmer für 1–6 Monate
  (je nach Risikofaktoren).

Komplikationen und ihre Behebung

Gefäßruptur: Ballonkatheter proximal der Rupturstelle
  plazieren und Gefäß abdichten.
Anschließend OP.
Gefäßverschluß nach Dilatation: lokale Lyse (s. Katheterlyse).
Cave: Cross-over-Technik bei infrarenalem Aorten-
  aneurysma.

Variante

Behandlungstechnische Variante
Bei Dilatation einer Stenose der A. femoralis superficialis
  ca. 5–10 cm oberhalb des Kniegelenks nach der Dilatation
  Injektion von 1 ml Urokinase als 10%ige Lösung (oder von
  10–20 mg Tolazolinhydrochlorid = Priscol).
Dann Ballonkatheter ziehen.

Dilatation der A. renalis

Vorbereitung

Thrombozytenaggregationshemmer (z. B. 2mal 500 mg Acetylsalicylsäure) 24 h vor der Dilatation.
Nahrungskarenz am Behandlungstag.
Gerinnung (z. B. Quick-Wert über 50%, PTT, Thrombos).
Übersichtsangiographie der Nieren.
Absetzen der Antihypertensiva: letzte Dosis 24 h vor der Behandlung (oder Umstellung auf Angiotensin-Converting-Enzym-Hemmer = Captopril).
RR-Kontrolle direkt vor der Untersuchung, bei Bedarf Senkung des Blutdrucks auf unter 110 mm Hg diastolisch.

Material
Angio-Tisch (steril)
Gefäß mit NaCl und Heparin (ca. 5000 IU Calciparin auf 250 ml NaCl),
2 große Spritzen (20 ml, 30 ml) für NaCl,
1 große Spritze (Luer-Lock-Anschluß) für KM,
1 5-ml-Spritze (zur Dilatation),
1 10-ml-Spritze für Entlüftung des Ballons,
10-ml-Spritze mit 18er und 1er Nadel für Lokalanästhesie,
Tupfer (10 kleine, 10 große),
Skalpell,
Punktionskanüle, 16 G,
2 Zweiwegehähne,
sterile Abdecktücher,
steriler Kittel, Handschuhe,
Dilatator (7 French),
evtl. Schleuse.

Heißes Wasser (Ballon über Wasserdampf evtl. vorbiegen).

Kontrastmittel, Lokalanästhetikum,
Hautdesinfektionsmittel,
(Einmal)Rasierer,

Filmmaterial: 100-mm-Kamerafilm (oder DSA).

Katheter
Diagnostikkatheter:
Sidewinder-Katheter I (100 cm Länge) 7 French
oder Cobra-Katheter (65 cm Länge) 7 French
oder Shephard-Hook-Katheter 7 French.
Dilatationskatheter:
1 gerader 7-French-Dilatations(Renalis)-Katheter oder bei steil abgehenden Nierenarterien evtl. Sidewinder-Dilatationskatheter (Ballondurchmesser soll nicht größer sein als der vermutete Durchmesser der nichtstenosierten Nierenarterie, meist nicht mehr als 6 mm Durchmesser und 2 cm Länge),
J-Guide mit beweglicher Seele, evtl. auch weicher, gerader Guide (0,89 mm Durchmesser, 125 cm Länge).

Technik

Lagerung (Vorbereitung)
Rückenlage.
Ausrasieren der Leiste,
Hautdesinfektion,
Abdecken mit sterilen Tüchern.

Technische Vorbereitungen
Ballon mit 5-ml-Spritze (NaCl, evtl. mit etwas KM mischen;
Cave: zuviel KM wegen Verstopfungsgefahr) füllen und entlüften,
danach Ballon wieder komplett entleeren.

Punktion
Seldinger-Technik:
Transfemorale Insertion des Katheters möglichst auf der Seite der zu dilatierenden Nierenarterie nach Lokalanästhesie und Hautinzision.
Katheter in Höhe des Nierenarterienabgangs bei L1–L2 lateral einrasten lassen. (Tip: bei Einführschwierigkeiten einmal in maximaler In- und Exspiration versuchen).
Kontrolle durch Probeinjektion (mit Hand).

1. Film: 100-mm-Kamerabild (2 Bilder/s), Handinjektion oder DSA (2 Bilder/s), Handinjektion nach Ablauf der Masken.

Einführen des Guides.
Wechsel auf Ballonkatheter unter DL.
(Spitze des Guides muß in der A. renalis verbleiben; bei Einführschwierigkeiten im Punktionsbereich 7-French-Dilatator verwenden, bei Sidewinder I in der Regel.)
Markierte Stelle über Stenose schieben.
Guide entfernen, KM-Probeinjektion über Ballonkatheter zur besseren Lokalisierung.
Ballon mit 5-ml-Spritze füllen, ca. 10–30 s gefüllt belassen, dann entleeren.
Prozedur wiederholen,
dann Ballonkatheter etwas zurückziehen.
Probeinjektion zur Beurteilung des Dilatationserfolgs.
Eventuell Dilatation wiederholen.

2. Film: 100-mm-Kamerabild (2 Bilder/s), Handinjektion oder DSA (2 Bilder/s), Handinjektion nach Ablauf der Masken.

Nachsorge

Blutdruckkontrolle (in den ersten Stunden halbstündlich),
ca. 10 min Abdrücken der Punktionsstelle,
Druckverband.
1 Haes-Infusion über 24 h laufen lassen (500 ml).
Mindestens 24 h Bettruhe.
6 Wochen nach Dilatation i-v.-DSA-Kontrolle der Nierenarterien.
Thrombozytenaggregationshemmer für 1–6 Monate (je nach Risikofaktoren).

Komplikationen und ihre Behebung

Beim Auftreten eines Spasmus in der Nierenarterie während der Sondierung oder der Dilatation Gabe von 2 Nitrolingual-Zerbeißkapseln möglich.

Tips und Tricks

1. Auswahl der Selektivkatheter:
Bei Plaques an der Kaudalseite der Nierenarterie Cobrakatheter,
bei Plaques an der Kranialseite Sidewinder.

Varianten

Materialtechnische Variante
Zusätzliche Verwendung eines Druckmeßgeräts:

Material
Meßgerät (z. B. Benjamin),
Dreiwegehahn,
steriler dünner Verbindungsschlauch,
steriles Ansatzstück (muß vor dem Ansetzen mit NaCl gefüllt werden).

Perkutane transhepatische Gallenwegsdrainage

Vorbereitung

Nahrungskarenz von 6 h.
Gerinnung (z. B. Quick-Wert PTT, Thrombos).

Material

Angio-Tisch (steril)
Gefäß mit NaCl und Heparin (5000 IU auf 250 ml),
2 große Spritzen (20 ml oder 30 ml) für NaCl,
1 große Spritze (z. B. 20 ml) für KM,
10-ml-Spritze mit 18er und 1er Nadel für Lokalanästhesie,
Skalpell,
1 Zweiwegehahn,
Tupfer (10 kleine, 10 große),
sterile Abdecktücher,
steriler Kittel, Handschuhe.

Katheter
1 Gallen-Drainage-Katheterset (Schlaufenkatheter, 5–7 French),
FNP-Besteck: 30 cm lange, 0,7 mm starke Feinpunktionsnadel mit 20 cm
 langer 5-French-Teflonhülle (Longdwel-Nadel 16 G, 20 cm lang),
1 ultradünner Guide (Durchmesser 0,46 mm, 100 cm lang),
1 J-Guide mit beweglicher Seele (0,89 mm Durchmesser, 100 cm lang).

Bei Bedarf (bereithalten):
Besonders steife Führungsdrähte (Lunderquist-Guide oder Amplatz-
 Führungsdraht).

Weiteres Material (unsteril)
1 Auffangbeutel (Urinbeutel) mit Adapterstück für den Drainkatheter
 (z. B. Universal-Adapter mit kleiner Tülle),
Nahtmaterial und Nadelhalter,
Klemme,
Kontrastmittel, Lokalanästhetikum,
Hautdesinfektionsmittel,
evtl. (Einmal)Rasierer.

Technik

Lagerung (Vorbereitung)
Rückenlage.
Hautdesinfektion im Bereich der rechten, lateralen unteren Thoraxwand (evtl. Rasur),
Abdecken mit sterilen Tüchern.

Technische Vorbereitung
Sichern, daß Katheterfaden (und damit die Katheterspitze) locker ist.

Punktion
Punktionsort: etwas dorsal der Axillarlinie, unterhalb des Sinus phrenicocostalis (DL, tiefe Inspiration).
Punktionsrichtung: von laterokaudal nach kranial-medial-ventral.
Oberflächliche und tiefe (1er Nadel) Hautanästhesie, Hautinzision.
Einführen des FNP-Bestecks.
Etwa ab hilusnaher Leberhälfte Zurückziehen unter vorsichtiger KM-Injektion.
Bei Darstellung eines Gallengangs Einführen des ultradünnen Guides und Einlegen des Guides in den Gallengang.
Überwurf-Teflonhülle vorschieben, ultradünnen Guide mit Mandrin entfernen.
Galleflüssigkeit weitgehend absaugen.
J-Guide (0,89 mm) einlegen.
Entfernen des FNP-Bestecks über den J-Guide.
Einlegen des Drainkatheters über den Guide.
Guide entfernen.
Lagekontrolle (Aspiration von Galleflüssigkeit?).
Langsame Probeinjektion mit KM (Hand).
Katheterspitze in großem Gallengang plazieren.
Katheter durch Hautnaht fixieren
(bei Schlaufenkatheter zusätzlich Faden anziehen und sichern).

Transhepatische Cholangiographie über Katheter

Nach Aspiration von Galleflüssigkeit Injektion von KM
über Katheter, bis ausreichender Kontrast erreicht ist.
Anschließend: Zielaufnahme oder Übersicht des rechten
Oberbauchs: Film 24×30 cm/quer
oder Blattfilm (Einzelbild)
oder 100-mm-Kamerafilm/Einzelbild.

Nachsorge

Verband.
Katheterende mittels Adapter mit Beutel verbinden,
24 h Bettruhe, anschließend kann der Patient wieder herumlaufen.

Tips und Tricks

Füllen sich bei der KM-Injektion die linken Gallenwege nicht an, Patienten vor erneuter KM-Injektion auf die linke Seite drehen.

Varianten

Punktionstechnische Variante:
Punktion des linksseitigen Gallengangsystems von links (Epigastrium)

Kavafilterimplantation (Günther-Filter)

Vorbereitung

Nahrungskarenz von 3–6 h.
Gerinnung (z. B. Quick-Wert).

Material
Angio-Tisch (steril)
Gefäß mit NaCl und Heparin (200 IU/100 ml),
2 große Spritzen (20–30 ml),
1 große KM-Spritze (z. B. 30 ml, Luer-Lock),
10-ml-Spritze mit 1er Nadel für Lokalanästhesie,
5-ml-Spritze mit NaCl und 4000 IU Heparin,
Tupfer (10 kleine, 10 große),
Skalpell, Punktionskanüle (16 G), Zweiwegehahn,
sterile Abdecktücher, steriler Kittel, Handschuhe.

Hautdesinfektionsmittel, Lokalanästhetikum,
Kontrastmittel,
(Einmal)Rasierer,
Zentimetermaß (röntgenschattengebend).

Katheter
Pigtail- (oder geraden) Katheter 7 French,
J-Guide mit beweglicher Seele (0,89 mm Durchmesser, 145 cm Länge),
(Cobra-Katheter 7 French, 65 cm),
Günther-Filter (Filterwahl: 30 mm Durchmesser beim Erwachsenen).
Günther-Set (wichtigste Teile sind:
1. Einführkatheter: 10-F-Teflonkatheter, 80 cm lang,
2. Einführdraht: Koaxialdraht mit beweglichem feinem Innendraht und kleinem Haken an der Spitze, der durch einen äußeren 6,3-F-Teflonkatheter versteift ist, 100 cm lang,
3. 10-F-Teflondilatator,
4. 10-F-Ladehülse mit Ladehaken zum Laden des Filters, 15 cm lang,
5. Seitenarmadapter zur Spülung des Systems mit heparinisierter NaCl-Lösung).

Technik

Lagerung (Vorbereitung)
Rückenlage.
Hautrasur (der Leisten bei transfemoralem Zugang),
Hautdesinfektion,
Abdecken mit sterilen Tüchern.

Technische Vorbereitungen
Leeraufnahme anfertigen.
(Eventuell Injektionsspritze füllen.)
Günther-Set nach Anleitung zusammensetzen,
Filter mit Ladehaken in Ladehülse ziehen (transfemoraler
   Zugang: Ankerstreben gehen voraus,
   transjugulärer Zugang: Korb geht voraus),
Y-Seitenarmadapter an Ladehülse anschrauben,
Filtereinführdraht am Filter fixieren.

Punktion
Seldinger-Technik:
V. femoralis (nach Lokalanästhesie) punktieren.
Geraden oder Pigtail-Katheter über eingeführten Guide
   in die V. iliaca communis vorschieben.
Guide entfernen.
Manuelle Probeinjektion.

Injektionsparameter
Kavographie a.-p. (DSA mit Handinjektion,
konventionell mit maschineller Injektion:
30–50 ml KM, 16 ml/s Flow, 1 s Vorgabe,
2 Bilder/s).
Anschließend Guide rein, Katheter raus.
Cobra-Katheter über Guide einführen und linke und rechte
   Nierenvene einzeln sondieren:
jeweils Kontrollaufnahmen mit DSA oder 100-mm-Kamera
   bei Handinjektion.

Interventionelle Maßnahme

Über Guide 10-French-Dilatator unter Drehbewegungen einführen und die Punktionsstelle aufweiten.
Dilatator entfernen.
10-F-Tefloneinführkatheter über Guide einlegen.
Ladehülse mit Einführkatheter verbinden.
Spülen des Systems mit NaCl (heparinisiert) über den Seitenarmadapter.
Filterbesteck vorschieben (bis Filter mindestens 1 cm oberhalb der Bifurkation und ca. 1 cm unterhalb der Nierenveneneinmündung liegt).
Ankerfüße unterhalb der Nierenvenen in die Kavawand einlegen (bzw. Korb oberhalb der Bifurkation bei transjugulärem Zugang).
10-F-Einführkatheter zurückziehen, während der Einführdraht den Filter hält.
Bei exakter Plazierung Entkoppeln des Filters durch Druck auf den proximalen Instrumentenansatz des Filtereinführdrahts.
Kontrollaufnahme des Filters unter Handinjektion von KM über das Filterbesteck (DSA oder 100-mm-Kamera).

Nachsorge

Etwa 10 min Abdrücken der Injektionsstelle,
Druckverband.
Etwa 1 Woche Bettruhe.
Am nächsten Tag Abdomenübersicht.
Erneute Kontrolle nach 7–10 Tagen.
4000 IE Heparin/Tag für 2 Wochen.
Orale Antikoagulantientherapie (Marcumar) für 4–6 Wochen.

Varianten

Untersuchungstechnische Variante

a) Eine Einführung des Kavaschirms ist bds. transfemoral und transjugulär möglich.
b) Eine Kavographie bzw. eine selektive Darstellung der Nierenvenen ist auch in koaxialer Technik nach primärem Einführen des 10-F-Teflonkatheters möglich, wobei dieser Katheter praktisch als Schleuse fungiert.

Tips und Tricks

Eine Entfernung fehlplazierter Filter ist innerhalb von 7–10 Tagen transfemoral möglich.

Material
Günther Vena Cava Filter Retrieval Set
(10-F-Teflonkatheter, 80 cm lang,
6,3-F-Teflonkatheter mit innenliegender Drahtschlinge).

Interventionelle Maßnahme
Nach Kavographie (*Cave:* Thromben, gefangene Emboli im Filter) Einlegen des 10-F- und 6,3-F-Teflonkatheters (koaxial).
Drahtschleife um Filterhäkchen legen und durch Vorschieben des 6,3-F-Katheters schließen.
Langsam 10-F-Katheter über sich schließenden Filter schieben

Komplikationen und ihre Behebung

1. Wenn sich nach dem Entkoppeln des Filters das Häkchen des Führungsdrahts in der Kavawand verfängt, kann der 10-F-Katheter bis zur Kavawand vorgeschoben und der Draht dann zurückgezogen werden.
2. Löst sich der Haken des Filtereinführdrahts nicht sofort vom Filter, hilft oft eine Drehung des Drahts.

Kavafilterimplantation
(Kimray-Greenfield-Filter)

Vorbereitung

Nahrungskarenz von 3–6 h.
Gerinnung (z. B. Quick-Wert).

Material
Angio-Tisch (steril)
Gefäß mit NaCl und Heparin (200 IU/100 ml),
2 große Spritzen (20–30 ml),
1 große KM-Spritze (z. B. 30 ml, Luer-Lock),
10-ml-Spritze mit 18er und 1er Nadel für Lokalanästhesie,
Tupfer (10 kleine, 10 große),
Skalpell,
Punktionskanüle (16 G),
Zweiwegehahn (keine Hochdruckstabilität),
Catgut (4/0), Nähzange,
sterile Abdecktücher,
steriler Kittel, Handschuhe.

Hautdesinfektionsmittel, Lokalanästhetikum,
Kontrastmittel,
(Einmal)Rasierer.

Katheter
Pigtail- (oder geraden) Katheter 5 French (65 cm),
J-Guide mit beweglicher Seele (0,89 mm Durchmesser, 145 cm Länge),
(Cobra-Katheter 5 French, 65 cm),
Dilatationskatheter (Ballongröße: 8 mm dick, 3 cm lang),
21- bis 24-French-Dilatator mit Hülle (Amplatz-Dilatations-Set),
Filter mit entsprechendem Einführbesteck
(Achtung: unterschiedliche Bestecke für transfemoralen bzw. -jugulären Zugang),
bestehend aus
1. äußerer Kapsel mit angeschweißter Einführkapsel,
2. innerem koaxialem Stab.

Technik

Lagerung (Vorbereitung)
Rückenlage.
Hautrasur (der Leisten bei transfemoralem Zugang),
Hautdesinfektion,
Abdecken mit sterilen Tüchern.

Technische Vorbereitungen
evtl. Leeraufnahme anfertigen,
evtl. Injektionsspritze füllen (Kavographie),
evtl. Filterentfaltung prüfen.
Laden des Filters (mit Hilfe des Ladekonus).
Verschraubung von Außenkatheter und innerem Stab
bei Einführen des Filters.

Punktion
Seldinger-Technik:
Meist rechte V. femoralis (oder rechts transjugulär)
(nach Lokalanästhesie) punktieren.
Diagnostikkatheter über eingeführten Guide in die V. iliaca
communis vorschieben.
Guide entfernen.
Probeinjektion (Durchgängigkeit der Beckenvenen prüfen!)

Injektionsparameter
Kavographie (DSA mit Handinjektion,
konventionell mit maschineller Injektion:
30–50 ml KM, 16 ml/s Flow, 1 s Vorgabe
  [Spritze vor Strahlung],
2 Bilder/s), beides in Rückenlage.
Anschließend Guide rein, Pigtail-Katheter raus, Cobra-Katheter über Guide einführen und linke und rechte Nierenvene einzeln sondieren: jeweils Kontrollaufnahmen mit DSA oder 100-mm-Kamera bei Handinjektion.

Interventionelle Maßnahme
Erweiterung der Hautinzision auf 1 cm.
Über Guide Punktionsstelle mit Ballonkatheter aufdehnen.
Dilatationskatheter entfernen.
24-French-Dilatator (Amplatz-Dilatationsset) mit Hülle
über Guide einführen, (schwarze) Hülle belassen.
Sofort Filterbesteck über Guide einführen
(evtl. kurzfristig mit Finger abdichten).
Sobald die Kapsel die 24-F-Einführhülle verlassen hat,
Hülle von der Punktionsstelle zurückziehen,
Punktionsstelle komprimieren.
Spülung des Einführbestecks über den Y-Seitenadapter
(Injektion von 5000 E Heparin).
Filterbesteck vorschieben (bis Filter mindestens 1 cm oberhalb
der Bifurkation und ca. 1 cm unterhalb der Nierenvenen-
einmündung liegt).
Verschraubung am proximalen Ende des Außenkatheters
lösen.
Filter durch Zurückziehen der Kapsel bei Festhalten
des Stabes entfalten.
Kontrollaufnahme des Filters unter Handinjektion von KM
über das Filterbesteck (DSA oder 100-mm-Kamera).

Nachsorge

Kontrolle auf KM-Reaktion,
ca. 10 min Abdrücken der Injektionsstelle,
evtl. Hautnaht,
Druckverband.
Mindestens 24 h Bettruhe.
Am nächsten Tag Abdomenübersicht.

Varianten

Untersuchungstechnische Variante
Transjuguläre Filterinsertion:

Material
Siehe oben (eigenes transjuguläres Besteck! Länge der Diagnostikkatheter 100 cm).

Punktion
Rechte V. jugularis interna nach ausgiebiger Lokalanästhesie in einem Winkel von 30–45° zur Hautoberfläche in Richtung auf den medialen Rand des klavikulären Ansatzes des M. sternocleidomastoideus punktieren (Valsava-Preßversuch, Linksseitenlage des Kopfes).
Einlegen des Führungsdrahts und des Übersichts- bzw. Selektivkatheters.
Anfertigung einer Kavographie mit selektiver Sondierung der Nierenvenen zur Feststellung der Einmündung.
Erweiterung der Hautinzision auf 1 cm.
Dilatation der Punktionsstelle (Ballonkatheter, 8 mm Durchmesser).
Insertion des 24-F-Dilatators evtl. bis in V. cava superior. Dilatator herausziehen bei Belassen der Hülle (*Cave:* Luftembolie, s. u.).
Einführkapsel (evtl. mit eingelegtem Guide) einführen.
Hülle nach Passieren sofort entfernen, Punktionsstelle komprimieren.
Spülen des Filterbestecks mit heparinisierter NaCl-Lsg.
Vorschieben der Einführkapsel bis in die V. cava inferior und V. iliaca mit Rückzug zur gewünschten Höhe (etwa L3).
Lagekontrolle durch KM-Injektion.
Verschraubung lösen und Filterkapsel bei festgehaltenem Innenstab zurückziehen.
Filter entfalten.

Einführbesteck entfernen.
Punktionsstelle leicht komprimieren und Patient leicht aufrichten.

Tips und Tricks

1. Der Führungsdraht kann zur Zentrierung des Filters liegenbleiben und erst nach Abwurf des Filters zurückgezogen werden.
2. Bei Passageschwierigkeiten des Einführbestecks über den rechten Vorhof, die Leber- oder Nierenvenen hilft oft die Umlagerung des Patienten auf die linke Seite.

Komplikationen und ihre Behebung

Beim transjugulären Zugang besteht die Gefahr der Luftembolie. Deshalb Punktionsvorgang, Guide- und Katheterwechsel sowie Einführen des Bestecks nur unter Valsalva-Preßbedingungen (Kopf-tief-Lage) trotz möglicherweise stärkerer Blutung.

Lyse eines Gefäßthrombus im Extremitätenbereich

Vorbereitung

Vorangegangene Angiographie der entsprechenden Region.
Gerinnung (z. B. Quick-Wert, PTT, Thrombos).

Material
Angio-Tisch (steril)
Gefäß mit NaCl und Heparin (2000 IU/250 ml),
2 große Spritzen (20 oder 30 ml) für NaCl,
1 große Spritze (Luer-Lock) für KM,
10-ml-Spritze mit 18er und 1er Nadel für Lokalanästhesie,
Tupfer (10 kleine, 10 große),
Skalpell,
Punktionskanüle (z. B. 16-G- oder weitlumige 18-G-Verweilkanüle, Seldinger-Nadel),
Zweiwegehahn,
sterile Abdecktücher,
steriler Kittel, Handschuhe.

Kontrastmittel, Lokalanästhetikum,
Hautdesinfektionsmittel,
evtl. Einmalrasierer.

1 Flasche Urokinase (500 000 IU) (kühl lagern!) oder Streptokinase,
1 Flasche NaCl (100 ml),
Infusomat.

Katheter
Kathetermaterial (max. 5 French)
entsprechend der Thrombuslage und der Punktionsart.
Beispiele: A. femoralis antegrad: gerader Katheter (65 cm),
A. femoralis retrograd: Sidewinder II oder Cobra.
J-Guide mit beweglicher Seele entsprechender Katheterstärke.

Technik

Lagerung (Vorbereitung)
Rückenlage.
Ausrasieren der Leisten,
Hautdesinfektion,
Abdecken mit sterilen Tüchern.

Technische Vorbereitungen
Leeraufnahme anfertigen (bei Bedarf).
Injektionspritze füllen (bei Bedarf).

Punktion
Antegrad:
Transfemorale Katheterinsertion in Seldinger-Technik.
Katheterspitze direkt oberhalb des Thrombus plazieren.
Kontrolle durch manuelle Probeinjektion.

Retrograd (Cross-over-Technik):
Kontralaterale A. femoralis punktieren.
In Seldinger-Technik Katheter (z. B. Cobra- oder
 Sidewinder II-Katheter) plazieren, bis Spitze in der
 A. iliaca communis der zu behandelnden Seite liegt.
Spitze des J-Guides ganz weich machen und über Katheter
 weit in das Gefäß einführen.
Evtl. gebogenen gegen geraden Katheter wechseln.
Spitze kurz vor dem Thrombus plazieren.
Kontrolle durch manuelle Probeinjektion.

Injektionsparameter (diagnostisch)
Handinjektion.

Aufnahmebedingungen
100-mm-Kamerafilm
oder Blattfilmserie 2- bis 1mal 1 Bild/s (je nach Arterie)
oder DSA-Bedingungen (2 Bilder/s,
Injektion nach Ablauf der Masken).

Injektionsparameter (therapeutisch)
Urokinase
Zubereitung:
Mit 10 ml NaCl (aus 100-ml-Flasche) Urokinase auflösen.
Rückinjektion in die 100-ml-NaCl-Flasche:
1 ml Lösung = 5000 IU Urokinase.

Injektion:
1000–4000 IU Urokinase/min,
maximal ca. 50000 (–100000) IU/h.
Gesamtgabe maximal 1 Mio. IU.
(*Cave:* ab 200000 IU Urokinase ist mit relevanten systemischen Wirkungen zu rechnen)

Streptokinase
Injektionsgeschw. der Streptokinase bis 50000 IU/h.
Maximaldosis der Streptokinase: 250000 IU.
Relevante systemische Wirkungen ab ca. 40000 IU Streptokinase.

Nachsorge

Fixierung des Katheters, Verband.
Verlegung des Patienten auf Intensivstation.
Gerinnungskontrolle (PTT, Fibrinogen, Fibrinspaltprodukte) abhängig von der applizierten Dosis/h, spätestens alle 6 h.
Eventuell bei Urokinase zusätzlich Heparin (1000 IU/h).
Eventuell zusätzliche Gabe von Thrombozytenaggregationshemmern.
Kontrolle der Gefäßverhältnisse durch Aufnahmeserien mit 100-mm-Kamerafilm oder DSA täglich.

Komplikationen und ihre Behebung

Streptokinaseallergie
Streptokinasetherapie wegen antigener Wirkung deshalb nicht kurzfristig wiederholen.

Dauerhafte Gefäßokklusionsbehandlung

Vorbereitung

Nahrungskarenz von mindestens 6 h.
Gerinnung (z. B. Quick-Wert, PTT, Thrombos).
Diagnostische Angiographie.
30 min vorher Periduralanästhesie (z. B. bei Nierentumor).

Material
Angio-Tisch (steril)
3 große Spritzen (20–30 ml)
(2 für NaCl, 1 für KM),
1 5-ml-Spritze (für Glukose),
2 2-ml-Spritzen (zur portionsweisen Applikation des Embolisatgemischs),
2 1er Nadeln.

Gefäß mit NaCl und Heparin (200 IU/100 ml),
10-ml-Spritze mit 18er und 1er Nadel für Lokalanästhesie,
Skalpell, Punktions-(Venenverweil-)kanüle (16 G),
Zweiwegehahn,
Tupfer (10 kleine, 10 große),
sterile Abdecktücher, Kittel,
steriles Gefäß für Mischung der Kleberkomponenten.

Sterile Handschuhe, Rasierer,
Lokalanästhetikum, nichtionisches Kontrastmittel,
Hautdesinfektionsmittel.

Embolisationsmaterial:
Histoacryl oder Ethicon-Bucrylat (Menge abhängig von der Fragestellung),
10 ml Lipiodol,
10 ml Glucose 40% zum Spülen des Katheters.

Katheter
Selektiv-Katheter 7 French,
J-Guide mit beweglicher Seele (0,89 mm Durchmesser, 145 cm Länge),
ultradünner T3-Katheter (schwarz),
ultradünner Guide (TSCF), 18 inch,
evtl. 7-French-Schleuse mit Dilatator.

Technik

Lagerung (Vorbereitung)
Rückenlage.
Ausrasieren der Leisten,
Hautdesinfektion,
Abdecken mit sterilen Tüchern.

Technische Vorbereitungen
Injektionsspritze füllen (wenn noch keine Übersichtsangiographie vorliegt).

Punktion
Transfemorale Katheterinsertion
  in Seldinger-Technik (evtl. nach Schleuseninsertion),
evtl. Übersichtsangiographie anfertigen,
Selektivkatheter in entsprechende Arterie einführen,
Kontrolle durch manuelle Probeinjektion.

Injektionsparameter
Meist Handinjektion.

Aufnahmebedingungen
100-mm-Kamerafilm
  oder DSA-Bedingungen (2 Bilder/s, Injektionsbeginn
  bei Maskenschluß)
oder Standserie mit Blattfilmwechsler.

Richtige Lage des Führungskatheters kontrollieren
  (z. B. bei Niere meist Übergang proximales zum
  mittleren Gefäßdrittel).

Einführen des ultradünnen T3-Katheters (mit ultradünnem Guide) durch den Führungskatheter (T3-Katheter muß den Führungskatheter überragen!).
Spülen des T3-Katheters mit Glukose (mit doppeltem Katheterinnenvolumen, meist ca. 4 ml).
Mischen (Verhältnis Cyanoacrylat: Lipiodol [meist 1:1] bestimmt den Zeitpunkt der Polymerisation: umso schneller, je höher Cyanoacrylatanteil, z. B. 1:3 in 30 s, 1:1 in 3 s, 3:1 in 1 s),
Aufziehen des Gewebeklebers.
Sofortige Injektion des Klebers unter DL (je nach Fragestellung am besten in 2 bis 3-ml-Portionen).
T3-Katheter wieder mit Glukose spülen.
T3-Katheter sofort ziehen.
Probeinjektion über Führungskatheter.

Injektionsparameter
Handinjektion.

Aufnahmebedingungen
100-mm-Kamerafilm oder DSA-Bedingungen
(2 Bilder/s, Injektionsbeginn bei Maskenschluß)
oder Standserie mit Blattfilmwechsler.

Nachsorge

Etwa 10 min Abdrücken der Punktionsstelle, Druckverband.
Mindestens 24 h Bettruhe.
Regelmäßige RR- und Temperaturkontrolle.
Ausreichende Analgesie.

Varianten

Technische Varianten
1. Kapillärer Verschlußtyp (mit Ethibloc):

Material

Angio-Tisch (steril)
3 große Spritzen (20–30 ml)
(2 für NaCl, 1 für KM),
1 10-ml-Spritze für Glukose (40%),
4 1-ml-Spritzen für Ethibloc,
1 1-ml-Spritze zur Ballonentfaltung,
2 1er Nadeln (zum Aufziehen von Glukose und Ethibloc).

Sonst wie oben.

Embolisationsmaterial:
10 ml Glukose 40%,
Ethibloc (10–30 ml) im Wasserbad auf 37°–40° Celsius erwärmen (Kühlschranklagerung!).

Katheter
Siehe oben, anstelle T3-Katheter und Guide:
1 Okklusionsballonkatheter (7 French, 65 cm lang, gerade oder gebogen),
1 passender Guide (bei einigen Firmen paßt nur ein Guide mit 0,81 mm Durchmesser),
evtl. 8-French-Dilatator.

Technik
Nach Katheterisierung der Nierenarterie
 (s. oben) Einlegen des entsprechenden Guides und Umwechseln auf Ballonkatheter mit Plazieren des Ballons und Entfalten des Ballons bis zur arteriellen Stase.
Langsame KM-Injektion, bis Parenchymfärbung erreicht
 (verbrauchte KM-Menge = Embolisatvolumen).
Vorinjektion von 40% Glukose (meist 25% des Embolisatvolumens, bei a.-v.-Shunts 10%).
Ethiblocinjektion unter DL-Kontrolle.
(Frühzeitige Beendigung bei:
a) besserer Füllung der Arterien als bei Okklusionsangiographie (s. oben),

b) übergroßem Injektionswiderstand und Zurückrutschen des geblockten Ballons,
c) Gefahr transvenöser Verschleppung).

Eventuell Nachinjektion von 2 ml Glukose.
Langsames Entblocken des Ballons.
Langsames Entfernen des Katheters.

2. Zentraler Verschlußtyp
   (mit einer Gianturco-Anderson-Wallace-Spirale):

Material

Angio-Tisch (steril)
3 große Spritzen (20–30 ml)
(2 für NaCl, 1 für KM).
Sonst wie oben.

Embolisationsmaterial:
1–3 Embolisationsspiralen Standard (für kleinere Gefäße sind Mini- bzw. Mikrospirale geeignet).

Katheter
Applikationsset bzw.
7-French-Sidewinder oder Cobra-Embolisationskatheter (kein Seitloch, kein Polyurethan),
Einführguide für Spiralen (meist .038 inch, 145 cm Länge).

Technik

Nach Einführen und korrektem Plazieren des Selektivkatheters (s. oben, Lage der Katheterspitze abhängig von Anatomie)
Einführen der Spirale mittels Ladehülse.
Vorschieben der Spirale durch den Guide.
Abwerfen der Spirale.
KM-Kontrollinjektion (s. oben).
Eventuell Wiederholung des Vorgangs.

3. Kapillärer Verschlußtyp
   (Alkohol, z. B. bei Nierentumoren)

Material

Angio-Tisch (steril)
4 große Spritzen (20–30 ml)
(2 für NaCl, 1 für KM, 1 für Alkohol)
Sonst wie oben.
(*Cave:* ionisches KM, fällt in Alkohol aus!)

Embolisationsmaterial:
50 ml hochkonzentrierter, steriler Alkohol.

Katheter
siehe oben (bei Basisrezept mit Histoacryl),
anstelle T3-Katheter und Guide:
1 Okklusionsballonkatheter (7-French, 65 cm lang,
   gerade oder gebogen),
1 passender Guide (bei einigen Firmen paßt nur
   ein Guide mit 0.84 mm Durchmesser),
evtl. 8-French Dilatator.

Technik

a) schnelle Bolusinjektion: über liegenden und geblockten Ballonkatheter werden 10–15 ml Alkohol appliziert, 10 min abgewartet. Kontrolle durch manuelle KM-Injektion. Bei unzureichendem Verschluß Prozedur wiederholen (bis max. 50 ml Alkohol, oftmals reichen 8–10 ml zur präoperativen TU-Ausschaltung).

b) Langsame Infusion: Alkohol in Einzelfraktionen von 4 ml langsam über geblockten Ballonkatheter injizieren. Mehrere Minuten abwarten. Kontrolle durch manuelle KM-Injektion. Prozedur bis zum Verschluß der Gefäße wiederholen (max. 50 ml Alkohol).

Passagere Gefäßokklusionsbehandlung

Vorbereitung

Gerinnung (z. B. Quick-Wert, PTT, Thrombos).
Konventionelle Übersichtsangiographie, ggfs. selektiv

Material

Angio-Tisch (steril)
Gefäß mit NaCl und Heparin (200 IU/100 ml),
3 große Spritzen (20–30 ml)
(2 für NaCl, 1 für KM),
1 5-ml-Spritze,
10-ml-Spritze mit 18er und 1er Nadel für Lokalanästhesie,
Skalpell,
Punktionskanüle (16 G),
Zweiwegehahn,
Tupfer (10 kleine, 10 große),
sterile Abdecktücher, Kittel.

Bereithalten:
Perfusor,
sterile Handschuhe, Rasierer,
Lokalanästhetikum, Kontrastmittel,
Hautdesinfektionsmittel,
Ornipressin (*Cave:* Koronar- und Niereninsuffizienz).

Katheter
Sidewinder-Katheter 7 French (100 cm)
(oder Cobra-Katheter, 7 French, 65 cm),
J-Guide mit beweglicher Seele (0,89 mm Durchmesser, 145 cm Länge),
ultradünner T3-Katheter (schwarz),
ultradünner Guide (TSCF), 18 inch.

Technik

Lagerung (Vorbereitung)
Rückenlage.
Ausrasieren der Leisten,
Hautdesinfektion,
Abdecken mit sterilen Tüchern.

Technische Vorbereitungen
Injektionsspritze füllen
 (wenn noch keine Übersichtsangiographie vorliegt).

Punktion
Transfemorale Katheterinsertion in Seldinger-Technik
 nach Lokalanästhesie und Hautinzision.
Einführen des J-Guides.
Punktionskanüle entfernen.
(Wenn noch keine Übersichtsangiographie vorliegt,
 konventionelle Angiographie anfertigen
 z. B. Mesenterikographie, s. dort).
Ultradünnen T3-Katheter durch den Führungskatheter
 einführen und selektiv plazieren.
Injektion von Ornipressin.

Injektionsparameter (therapeutisch)
Perfusorinjektion.
Dosierung 0,1–0,2 IE/min
 (10 ml Ornipressin + 40 ml NaCl = 50 ml = 50 IE).

Nachsorge

Kontrollangiographien alle 30–60 min nach Injektionsbeginn
 von Ornipressin.
Wenn sich mehrmals eine KM-Extravasation nicht nachweisen
 läßt, kann die Ornipressin-Gabe beendet werden.

Selektivkatheter evtl. über 24 Std. in situ belassen.
RR-Kontrolle.

Varianten

Behandlungstechnische Variante

Ein Gefäßverschluß bei Blutung ist auch durch andere Embolisationsmaterialien möglich (Material, Technik usw. s. „Dauerhafte Gefäßokklusionsbehandlung").

Der T3-Katheter wird anders als bei der Tumorembolisation superselektiv (mit Hilfe des ultradünnen Guides) in das blutende Gefäß vorgeschoben und entsprechend weniger Material (abhängig vom Gefäßlumen) injiziert.

Okklusionsbehandlung der V. spermatica

Vorbereitung

Nahrungskarenz von mindestens 6 h.

Material

Angio-Tisch (steril)
Gefäß mit NaCl und Heparin (200–500 IU auf 100 ml),
2 große Spritzen (20–30 ml, Luer) für NaCl,
1 große Spritze (20 ml mit Luer-Lock) für KM,
10-ml-Spritze mit 18er und 1er Nadel für Lokalanästhesie,
1 Spritze (5 ml) mit 1er Nadel (zum Aufziehen des Varikozids),
1 Insulinspritze (oder 1 ml Spritze) zum Blocken des Ballons (mit 0,4 ml NaCl),
Punktionskanüle (Venenverweilkanüle, 16 G),
Skalpell,
2 Zweiwegehähne (Hochdruckstabilität nicht erforderlich),
sterile Tupfer (10 kleine, 10 große),
sterile Abdecktücher, Handschuhe.

Varikozid 3–6 ml (Fa. Kreussler) 5%ig (oder Äthoxysklerol),
Kontrastmittel, Lokalanästhetikum,
Hautdesinfektionsmittel (z.B. Cutasept),
evtl. heißes Wasser (zum Biegen der Katheterspitze),
(Einmal)Rasierer.

Filmmaterial: 100-mm-Kamerafilm.

Katheter
Gerader Guide oder bei großem Venenkaliber
J-Guide mit beweglichem Kern (0,89 mm, 145 cm Länge, TCMT),
1 Polyäthylen Katheter 4,0 cm Radius (Fa. Cook), 7 French,
oder 7-French Cobra-Katheter
oder Renaler Doppelbiegungskatheter,
1 Ballon-Okklusionskatheter 7 French, 65 cm,
evtl. 7-French-Dilatator.

Technik

Lagerung
Rückenlagerung.

Punktion
Seldinger-Technik.
V. femoralis (in der Regel rechts) nach Lokalanästhesie und Hautinzision punktieren (unter Valsalva-Preßbedingungen und aufgesetzter Spritze und Aspiration).
Über eingeführten Guide den Katheter in der linken V. renalis plazieren.
Probeinjektion zur Lagekontrolle.

1. Aufnahmeserie: V. renalis links mit Darstellung der V. spermatica.
Handinjektion (15–20 ml KM) unter Valsalva-Preßbedingungen.
100-mm-Kamerafilm, 2 Bilder/s.
Entweder Versuch, den Katheter in das Ostium der V. spermatica durch Vor- und Zurückziehen einrasten zu lassen, oder mit Hilfe des Guides (weiche Spitze) selektive Sondierung der V. spermatica durch den Katheter. Plazieren im Anfangsteil der Gefäßes.
Probeinjektion zur Lagekontrolle.

Über tief eingeführten Guide (muß unter DL-Kontrolle in der V. spermatica verbleiben) Wechsel auf Ballonkatheter.
Katheterspitze etwa im Übergang vom proximalen zum mittleren Venendrittel plazieren.
Entfalten des Ballons zur Blockierung des Gefäßes (0,2–0,5 ml).
KM-Injektion zur Kontrolle der Dichtigkeit und Abstrombedingungen.
Ballon entblocken, KM ablaufen lassen.
Ballon wieder entfalten,

evtl. Hoden hochlagern bzw. Kompression des Samenstrangs.
Injektion von Varikozid in Air-block-Technik (3–6 ml Varikozid je nach Gefäßkaliber und Abstrom), bei tiefer Katheterlage entsprechend weniger injizieren
(Varikozid soll nicht in den Plexus!).
Varikozid verbleibt mindestens 15 min im Gefäß.
Anschließend Blut absaugen,
evtl. 2. Injektion von Varikozid
(verbleibt ebenfalls 15 min im Gefäß).

Nachsorge

Kontrolle auf KM-Reaktion,
ca. 5 min Abdrücken,
Punktionsstelle mit Druckverband versorgen.
Nach ca. 2–6 h Bettruhe Kontrolle vor Entlassung oder stationäre Aufnahme mit 24stündiger Bettruhe.

Tips und Tricks

Bei Injektion von Varikozid kleine Luftblase am Ansatzstück in Spritze belassen und mitinjizieren zur Kontrolle der Varikozid-Injektionshöhe (Air-block-Technik).

Vor Applikation des Verödungsmittels Hoden hochlagern oder manuelle Kompression des Samenstrangs zur Vermeidung einer Überspritzung des Plexus pampiniformis.

Varianten

Behandlungstechnische Varianten
1. Embolisation der V. spermatica mit Spirale möglich (s. Embolisation).
   Spirale wird im proximalen Drittel der V. spermatica abgeworfen.
   Die Applikation des Gewebeklebers erfolgt wie die des Varikozids unter Schutz eines 7-French-Ballonkàtheters.
2. Eine mechanische Schädigung der Venenwand als thrombogener Effekt ist auch durch den Guide möglich.
3. Verzicht auf Einführen des Ballonkatheters und Injektion des Verödungsmittels am schrägliegenden Patienten (ca. 45°).

Komplikationen und ihre Behebung

Bei Gefäßspasmus der V. spermatica
vor Einführen des Ballons:
a) Unterbrechen der Manipulation für ca. 10 min,
b) Injektion eines Lokalanästhetikums (ca. 1–2 ml lokal über liegenden Katheter).

Nach Einführen des Ballons bei Balloneinklemmung:
a) Injektion von Valium i. m. oder i. v.
b) Kann der Ballon nicht mehr entblockt werden, ist als Ultima ratio die perkutane Punktion des Ballons mit einer langen, dünnen Nadel (z. B. Chiba-Nadel, 22 G) möglich.

Seitengetrennte Reninbestimmung

Vorbereitung

Nahrungskarenz von 3 h.
Gerinnung (z. B. Quick-Wert).
Intravenöses Urogramm.

Material
DSA-Tisch (zentral-venös, steril)
Gefäß mit NaCl und Heparin (200 IU/100 ml),
2 große Spritzen (20 ml, 30 ml) für NaCl,
1 große Spritze (Luer-Lock, z. B. 30 ml) für KM,
10-ml-Spritze mit 18er und 1er Nadel für Lokalanästhesie,
8 10-ml-Spritzen,
8 EDTA-Blutröhrchen in Eisgefäß (Trockeneis)
(vorkühlen, beschriften: z. B. re A.r., li A.r., V.c.s. oberhalb, V.c.s. unterhalb, jeweils stehend und liegend),
Punktionskanüle (16 G),
Skalpell,
Zweiwegehahn (Hochdruckstabilität nicht erforderlich),
Tupfer (10 kleine, 10 große).

Kontrastmittel, Lokalanästhetikum,
Hautdesinfektionsmittel,
(Einmal)Rasierer.

Katheter
J-Guide (teflonisiert, Kaliber 0,89 mm, Länge 145 cm, Curve 3),
1 Sidewinder S1, 5 (oder 7) French, Länge 100 cm, (oder 1 Cobra, 5 French, Länge 65 cm) mit Seitlöchern (evtl. selbst schneiden).

Technik

Lagerung (Vorbereitung)
Rückenlage.
Ausrasieren der Leiste,
Hautdesinfektion,
Abdecken mit sterilen Tüchern.

Technische Vorbereitung
Sichern, daß Katheterfaden (und damit die Katheterspitze) locker ist.

Punktion
Seldinger-Technik:
V. femoralis nach Lokalanästhesie und Hautinzision punktieren.
Über eingeführten Guide den Katheter in die V. cava inferior einführen.
Probeaspiration von Blut, Injektion von NaCl (Widerstand?).
Unter Probeinjektion von KM zur Lagekontrolle Katheter in die rechte Nierenvene einführen.
Nach Verwerfen der ersten 2 ml Abnahme von 6–10 ml Blut
evtl. zur Dokumentation der Katheterplazierung unter KM-Handinjektion 100-mm-Kamerafilmaufnahme anfertigen und Füllen des entsprechend markierten Röhrchens.
Anschließend Plazieren der Katheterspitze in der linken Nierenvene und in der V. cava inferior ober- und unterhalb der Nierenveneneinmündungen.
Jeweils Blutabnahme wie oben beschrieben.

Anschließend Patienten in Schräglage (mindestens 45°) bringen.
Nach 15 min (Ausgleich der Orthostase) Blutabnahme wie oben beschrieben (aus rechter und linker Nierenvene sowie ober- und unterhalb der Nierenveneneinmündung) im Stehen (= 45°-Schräglage).

Nachsorge

Kontrolle auf KM-Reaktion,
Punktionsstelle ca. 5 min abdrücken, mit Druckverband versorgen.
Nach ca. 1 h Kontrolle vor Entlassung.

Blutröhrchen sofort nach Füllung auf Eis legen.
Spätestens 15 min nach Untersuchungsende bei 0° 10 min zentrifugieren (3000 U/min).

Seitengetrennte Sinus-petrosus-Blutentnahme
(zur ACTH- und Kortisol-Bestimmung)

Vorbereitung

Nahrungskarenz von 6 Std.
Gerinnung (z. B. Quick-Wert).

Material
Angio-Tisch (steril)
Gefäß mit Kochsalz und Heparin (5000 IU auf 250 ml),
2 große Spritzen (20 ml, 30 ml) für NaCl,
1 große Spritze (Luer-Lock) für KM,
10-ml-Spritze mit 1er Nadel für Lokalanästhesie,
Skalpell,
2 Punktionskanülen (16 G),
Schleuse (7 French),
Dilatator (7 French),
20 Spritzen (10 ml),
2 Zweiwegehähne (Hochdruckstabilität nicht erforderlich),
Tupfer (10 kleine, 10 große),
sterile Abdecktücher, steriler Kittel, Handschuhe.

Katheter
2 Headhunter 7 French (100 cm)
mit zusätzlichem kleinem Seitenloch
(evtl. 1 Headhunter, 1 Judkins-, Berenstein-Katheter),
2 J-Guides mit beweglichem Kern (0,89 mm Durchmesser,
   145 cm Länge).

Weiteres Material (unsteriler Tisch)
CRF (Corticotropin-Releasing-Faktor, Dosierung: 1 µ/kg Körpergewicht),
Insulinspritze für CRF,
5000 IU Heparin in 20 ml NaCl,
kohlensäurehaltiges Eis (Proben dürfen nicht gefrieren),
je 9 EDTA-Röhrchen für ACTH und 9 Serumröhrchen für Kortisol
   (= 18 Röhrchen),

Beschriften mit 0, 5 und 15 min
jeweils für rechts und links und peripher,
1 18er Verweilkanüle, Pflaster (für peripheren Zugang),
3 10-ml-Spritzen (Blutabnahme),
1 10-ml-Spritze (Spülung),
Kontrastmittel, Lokalanästhetikum,
Hautdesinfektionsmittel,
(Einmal)Rasierer.
Filmmaterial: 100-mm-Kamerafilm oder DSA.

Technik

Lagerung (Vorbereitung)
Rückenlage.
Ausrasieren der Leisten,
Hautdesinfektion,
Abdecken mit sterilen Tüchern.

Technische Vorbereitungen
Legen eines peripheren Zugangs,
Aufziehen von CRF (Dosierung: 1 µl/kg KG).

Punktion
1. Seldinger-Technik: Rechte V. femoralis (Lokalanästhesie, Hautinzision) punktieren
Katheter über Guide einführen und mit dem Guide vorschieben (durch diese Streckung des Katheters bessere Passage des Vorhofs: Arrhythmien!).
Einlegen in die rechte V. jugularis.
Guide entfernen.
Manuelle Probeinjektion.

2. Rechte V. femoralis (etwas weiter proximal von 1; gleiches Gefäß wegen besserer Führung des Katheters von rechts) punktieren und Schleuse einlegen.
Zweiten Headhunter mit Guide vorschieben.
Einlegen in die linke V. jugularis.
Katheter mit Heparinlösung spülen.

Unter KM-Injektion jeweils einen Katheter in die V. jugularis interna rechts bzw. links vorschieben bis in den Sinus petrosus inferior.
Anfertigen einer Kontrollaufnahme (entweder DSA oder 100 mm).
Aufnahmebedingungen: Kopf gerade, je einmal manuelle KM-Injektion rechts und links.

Blutabnahmen
Basalwert: Gleichzeitiges Abnehmen von 10 ml Blut aus dem rechten bzw. linken Sinus petrosus inferior sowie peripher.
Jeweils 6 ml in ACTH-, und 4 ml in Kortisol-Röhrchen geben.
Injektion von CRF peripher als Bolus.
Stimulationswerte: Getrennte Blutabnahme (s. oben) nach 5 und 15 min p.i. von CRF.
(Wichtig: das in den Kathetern enthaltene Blut immer zuerst verwerfen!)
Gefüllte Röhrchen sofort in Eis setzen.
Wichtig: innerhalb von 3 h zentrifugieren (abseren).
Hierfür: 18 Abfüllröhrchen beschriften:
a) Name, b) Zeitpunkt (0, 5, 15 min), c) Entnahmeort (re, li, peripher), d) ACTH oder Kortisol.
Die Blutproben müssen gekühlt zentrifugiert werden (Zentrifugeneinstellung: 3000 U/min, −4° Celsius, 10 min).
Anschließend in Eis verpackt zur Bestimmung versenden.

Nachsorge

Kontrolle auf KM-Reaktion,
ca. 5 min Abdrücken der Punktionsstelle,
Druckverband.
Mindestens 1 h Bettruhe.

Tips und Tricks

Bei der Röntgendurchleuchtung Augäpfel wenn möglich aussparen.

Variante

Punktion und Einführen der Katheter über die Vv. femorales beidseits.

Nierenzystenverödung

Vorbereitung

Nahrungskarenz von 6 Std.
Voruntersuchung: CT oder Ultraschall mit Markierung der Punktionsstelle.
Gerinnung (Quick-Wert über 50%, Thrombos über 50 000–70 000).

Material
Angio-Tisch (steril)
Gefäß mit NaCl,
2 große Spritzen (20 ml, 30 ml) für NaCl,
1 große Spritze (Luer-Lock-Anschluß) für KM,
10-ml-Spritze mit 18er und langer, dünner Nadel (z. B. Chiba Lumbalnadel, 10 cm lang, G 22) für Lokalanästhesie,
Tupfer (10 kleine, 10 große),
1 Zweiwegehahn,
sterile Abdecktücher,
steriler Kittel, Handschuhe.

Kontrastmittel, Lokalanästhetikum,
Hautdesinfektionsmittel,
(Einmal)Rasierer,
steriler 80- bis 95%iger Alkohol (Menge richtet sich nach Zystengröße!).

Filmmaterial: 100-mm-Kamerafilm oder Blattfilmwechsler (ca. 3 Filme laden).

Katheter
1 Longdwel-Nadel (G 16),
1 Verbindungsschlauch.

Technik

Lagerung (Vorbereitung)
Bauch- oder Schräglage (abhängig von der Zystenlage).
Hautdesinfektion und Rasur,
Abdecken mit sterilen Tüchern.

Punktion
Oberflächliche und tiefe Hautanästhesie (Tiefe abhängig
 von der Lage der Zyste) an der Punktionsstelle
 (abhängig von den vorangegangenen Untersuchungen, z. B.
 Ultraschall, CT: möglichst direkter Weg, möglichst
 an der tiefsten Stelle der Zyste punktieren).
Aspiration von Zystenflüssigkeit (Zytologie, Mikrobiologie?).
Injektion von KM, bis ausreichende Kontrastierung erreicht.
Cave: Kalixdivertikel.

1. Film: 100-mm-Kamerabild (Einzelbild)
 oder Kassettenfilm (Einzelbild).

Weitgehend komplette Entleerung der Zyste anstreben.
Anschließend Injektion des Alkohols.
Menge: ca. 1/3 der aspirierten Zystenflüssigkeit.
Kontaktzeit: 3–10 min.
Anschließend wieder komplette Entleerung der Zyste
 und Entfernen der Teflonhülle bzw. der Nadel.

Nachsorge

Verband.
Mindestens 24 h Bettruhe.

Varianten

Behandlungstechnische Variante
Verödung mittels Drainageset

Material (zusätzlich zu oben)
Skalpell.

Katheter
Perkutanes Drainageset (z. B. gerader Katheter mit und ohne Seitlöchern, in Pigtail-Form, mit Schlaufentechnik usw., z. B. 7 French, 65 cm Länge), entsprechender Guide (z. B. J-Guide 0,89 cm Durchmesser, 125 cm Länge),
evtl. Dilatator (z. B. 7 French).

Technik
Nach entsprechender Anästhesie perkutane Punktion der Zyste mit der Punktionsnadel.
Einlegen des Guides.
Entfernen der Punktionskanüle.
Einführen des Drainkatheters über den Guide (evtl. nach kleiner Stichinzision).
Entfernen des Guides.
(Bei Schlaufentechnik: Anziehen der Schlaufe und Fixieren des Fadens.)
Weiteres Vorgehen s. oben.

Vordruck für eigenes Rezept:

Vorbereitung

Nahrungskarenz von: _____
Labor: _____
_____

Material

Angio-Tisch _____   _____
                                _____
Punktionskanüle: _____ _____
Spritzen: _____   _____
                                _____
                                _____
                                _____
Katheter: _____   _____
                                _____
                                _____
                                _____

Technik

Lagerung (Vorbereitung)
_____
_____
_____

Technische Vorbereitungen
_____
_____
_____

Punktion

Interventionelle Maßnahmen

Nachsorge

Tips und Tricks

Komplikationen und ihre Behebung

Anhang

Materialverzeichnis

Darmuntersuchungen

Kontrastmittel:
Micropaque flüssig,
Micropaque HD,
Micropaque Colon,
Microtrast,
Brausepulver,
Einmal-Dünndarm-Sonde,
Kontrastmittelpumpe,
Instillationssystem Dünndarm,
Methylzellulose,
Enema-Bag,
HP-7000 Guarin,
Acetylcystein,
Prepacol,
Anus-praeter-Sonde: Nicholas-Röntgendiagnostika

Blasenkatheter: Beiersdorf AG
Buscopan: Boehringer Ingelheim
Glucagon: Lilly GmbH
Xylocain-Gel: Astra Chemicals GmbH

KM-Organuntersuchungen

Hydrast: Byk Gulden
Xylocain-Spray: Astra Chemicals GmbH
Gallengängiges KM: Schering AG, Byk Gulden

Galaktographie-Set: Cook

Endografin 70%: Schering AG
Leech-Wilkinson-Kanüle: Padgett instruments
Rubens-Kanüle: American V. Mueller
Lympho-Einmalbesteck: Cook
Patentblau: Byk Gulden
Lipiodol: Byk Gulden
Rabinov-Set: Cook

Computertomographie

Micropaque CT: Nicholas-Röntgendiagnostika

Gefäßuntersuchungen

Punktionsnadeln: z.B. Braun (Sterican) usw.
Seldinger Nadel mit Kunststoffansatz: Fa. Mallinckrodt,
Longdwel-Nadel: Fa. Becton-Dickinson
Verweilkanülen: Fa. Abboth; Braun, Melsungen; Vygon, Aachen etc.
Weitlumige 18-G-Verweilkanüle (durchgängig für 0,9 mm Guides): Cook
Vollelektrolytlösung: z.B. Elomel (Salvia-Werk, Homburg)
Vetren: Promonta, Hamburg
Schleuse: Cordis, Cook,
Hettler-Schleuse: Fa. Krauth

Katheter:
Headhunter, Sidewinder, Pigtail, Cobra, Shepard-Hook-Katheter:
   Angiomed, Cook, Cordis, Corotec, Medi-tech
Guides: Angiomed, Cook, Cordis, Corotec, Medi-tech,
   Fa. Krauth (Golddraht-Guide), Schneider-Medintag, Zürich
Rotationsadapter (3-Wege-Hahn mit Rotationsmöglichkeit):
   Braun Melsungen
Druckumwandler mit 2×2-Wege Hahn: Mallinckrodt
Koronar-Katheter: z.B. Cordis

Suprarenin: Hoechst
Priscol: Dispersa Baeschlin, Germing

Anglo-Sonderuntersuchungen

Papaveron: Karlspharma
Günther-Filter-Set: Cook
Kimray-Greenfield-Filter: Fa. Medi-tech (über Fa. Krauth, Hamburg
   od. Rehaforum)
Amplatz-Dilatator mit Hülle: Cook
Dilatationskatheter: Medi-tech
Histoacryl: Braun Melsungen
Ethicon-Bucrylat: Fa. Becton-Dickinson, Heidelberg
Lipiodol: Fa. Byk Gulden
ultradünner T3-Katheter, ultradünner Guide: Cook
Ethibloc: Ethicon, Hamburg-Norderstedt
Okklusions-Ballonkatheter: Medi-tech, Cordis etc.
Ornipressin (als Por 8): Sandoz AG

Gianturco-Spirale (Applikations-Set): Cook, Angiomed, Fa. Braun Melsungen
Merckofix-Spray: Merck, Darmstadt
Westcott-Nadel: Medi-tech
Spritzenhalter: Cameco, Fa. Medipha oder Travenol
Tru-Cut-Nadel: Krauth
Feinstanzbiopsie-Kanüle nach Otto: Angiomed, Squibb
Dilatationskatheter: Cook, Medi-tech, Fa. Schneider-Medintag, Zürich, Fa. Invatech (USCI-Katheter), Hamburg; Rehaforum, Köln
Urokinase: Fa. Behring-Werke, Marburg
Chiba-Lumbalnadel: Medi-tech, Cook, Angiomed
steriler Alkohol zur parenteralen Applikation: Braun Melsungen
FNP-Besteck: Cook, Angiomed
Adapterstück für Drain-Katheter: Angiomed
selbsthaltender Schlaufenkatheter: Angiomed
Auffangbeutel (Galle, Urin): Boehringer Ingelheim
ultradünner Guide: Cook
Lunderquist-Guide: Angiomed, Cook
Amplatz-Führungsdraht: Cook, Medi-tech
Berenstein-Katheter: USCI (Fa. Krauth, Hamburg)
CRF: Bissendorf Peptide GmbH
Varikozid: Fa. Kreussler
Äthoxysklerol: Fa. Kreussler, Wiesbaden
Polyäthylen Katheter 4.0 cm Radius: Cook
Renaler Doppelbiegungskatheter: Cook
Ballon-Okklusions-Katheter: Cordis, Medi-tech

Bezugsquellennachweis

American V. Mueller, 333 Dalziel Road, Linden, NJ 07036, USA
Angiomed GmbH, Eisenbahnstr. 36, 7500 Karlsruhe
Astra Chemicals GmbH, Tinsdaler Weg 183, Postfach 249, 2000 Wedel/Holstein
Becton-Dickinson AG, Tullastr. 8–12, 6900 Heidelberg
Behring-Werke AG, Postfach 1140, 3550 Marburg/Lahn
Beiersdorf AG, Unnastr. 48, 2000 Hamburg
Bissendorf Peptide GmbH, 3002 Wedemark 2
Boehringer Ingelheim, Postfach 200, 6507 Ingelheim
B. Braun Melsungen AG, Postfach 110, 3508 Melsungen
Byk-Gulden, Byk-Gulden-Str. 2, Postfach 6500, 7750 Konstanz
W. Cook Europe GmbH, Hermannstr. 12, 4050 Mönchengladbach 1
Cordis Meidzinische Apparate GmbH, Max-Planck-Str. 20–22, 4006 Erkrath 11
Deutsche Abbott GmbH, Max-Planck-Ring 2, 6200 Wiesbaden
Dispersa Baeschlin, Dornierstr. 4, Postfach 1140, 8034 Germering
Ethicon GmbH, Robert-Koch-Str. 1, 2000 Hamburg-Norderstedt
Hoechst AG, Brüningstr. 45, Postfach 800320, 6230 Frankfurt/M-Hoechst
Invatech, Königsreihe 20, 2000 Hamburg 70
Karlspharma, Maybachstr. 10, Postfach 3620, 7500 Karlsruhe 41
A. D. Krauth, Wandsbeker Königstr. 27–29, Postfach 701260, 2000 Hamburg
Kreussler & Co. GmbH, Rheingaustr. 87–95, Postfach 129105, 6200 Wiesbaden
Lilly, Eli Lilly GmbH, Saalburgstr. 153, Postfach 1441, 6380 Bad Homburg
Mallinckrodt GmbH, Josef-Dietzgen-Str. 1, PSF 1462, 5202 Hennef-Sieg 1
Medipha GmbH, Postfach 21, 7340 Geislingen/Steige
Merck, Frankfurter Str. 250, Postfach 4119, 6100 Darmstadt 1
Nicholas GmbH, Otto-Vogler-Str. 11, 6231 Sulzbach/Taunus
Padgett Instruments, 2838 Warwick Road, Kansas City, MO 64108, USA
Promonta GmbH, Hammer Landstr. 162–178, Postfach 260661, 2000 Hamburg 26
Rehaforum, Auf der Kaiserbitz 16, 5000 Köln 90
Sandoz AG, Deutschherrnstr. 15, 8500 Nürnberg
Salvia Werk GmbH, Fabrikstr. 51, Postfach 1650, 6650 Homburg/Saar
Schering AG, Müllerstr. 170–178, Postfach 650311, 1000 Berlin 65
Squibb v. Heyden GmbH, Volkartstr. 83, 8000 München 10
Travenol GmbH, Nymphenburger Str. 1, 8000 München 2
USCI Division C. R. Bard Inc., Box 566, 129 Concord Road, Billerica, MA 01821, USA
Vygon GmbH & Co. KG, Göbbelgasse 100, 5100 Aachen

Sachverzeichnis

Abdomen-CT 82
Abkürzungen XII
ACTH-Bestimmung 233
Air-block-Technik 228
Alkoholembolisation 222
Angiographie, DSA s. DSA
– konventionell s. konventionelle Angiographie
Anus-praeter-Kolonkontrasteinlauf 23
Aortenbogen, konventionell 108
– peripher-venöse DSA 111
Aortographie, lumbal, DSA 142
– – konventionell 138
– thorakal, intraarterielle DSA 142
– – peripher-venöse DSA 146
– – zentral-venöse DSA 144
– – konventionell 140
Armphlebographie 128
Arteria carotis interna 93
– pulmonalis, peripher-venöse DSA 121
– – zentral-venöse DSA 118
– vertebralis 97
Arthrographie, Hand 33
– Kniegelenk 37
– Oberes Sprunggelenk 40
– Schulter 35
Ausscheidungsurographie 55

Becken-CT 84
Becken-Bein-Angiographie s. Beinangiographie
Beinangiographie, FNP-DSA 176
– konventionell 170
– translumbal 173
Beinphlebographie 178
Blasenaufnahme 56
Bronchographie 45
Bucky-Tisch-Methode (Kolon) 20

Cholezystcholangiographie 48
Cross-over-Technik 195, 215
Computertomographie, Abdomen 82
– Becken 84
– LWS nach intrathekaler Kontrastmittelgabe 86
– Oberbauch 80
– Ösophagus 79
Cyanoacrylat-Embolisation 219

Defäkographie 26
Diagnostische Punktion 189
Digitale Subtraktions-Angiographie s. DSA
Dilatation s. Gefäßdilatation
Distensionsmittel, Guarin 16
– Methylzellulose 13
Doppelkontrast 3, 9, 13, 17, 24
DSA 93, 97, 100, 103, 106, 111, 113, 118, 121, 123, 126, 135, 142, 144, 146, 150, 157, 164, 176
Dünndarm-Doppelkontrast-Darstellung 13

Embolisation 217, 226
Ethibloc-Embolisation 220

Frühurogramm 57

249

Galaktographie 51
Gallenwegsdrainage 202
Gastroösophagealer Reflux, Prüfung 8
Gefäßdilatation, A. renalis 198
- Extremitäten- und Beckenbereich 194
Gefäßokklusion, dauerhaft 217
- passager 223
- V. spermatika 226
Gianturco-Spirale 221, 229
Guarin-Distension 16
Günther-Filter 205

Halsgefäß-Angiographie, intraarterielle DSA 100
- peripher-venöse DSA 106
- zentral-venöse DSA 103
- konventionell (im Rahmen d. Aortenbogens) 109
Handgefäße, DSA 123
- konventionell 125
Handgelenk, Arthrographie 33
Hernienprüfung 7
Histoacryl-Embolisation 217
Histologische Punktion 191
Hypotonie, Kolon 20
- Magen 9
- Ösophagus 3
Hysterosalpingographie 52

I. V.-Ausscheidungsurogramm 55
IVP 55

Kavaschirm-Implantation, Günther-Filter 205
- Kimray-Greenfield-Filter 209
Kavernosographie 181
Kavographie, V. cava inferior, DSA 135
-- konventionell 132
- V. cava superior 113
Katheterlyse 214
Kniegelenks-Arthrographie 37

Kolon, Bucky-Tisch-Methode 20
- Doppelkontrasteinlauf 17
-- in Hypotonie 20
- Kontrasteinlauf über Anus praeter 23
Kombinierte Galle 50
Kompressionsaufnahme (Niere) 56
Konventionelle Angiographie 108, 114, 125, 132, 138, 147, 154, 161, 167, 170, 173
Koronarangiographie 115
Kortisolbestimmung 233

Lumbale Myelographie 74
Lymphographie 58
Lyse eines Gefäßthrombus 214

Magen-Duodenum-Darstellung 9
MCU 61
MDP 9
Methylzellulose-Distension 13
Mesenterikographie, DSA 157
- konventionell 154
Mikrobiologie (Punktat) 191
Miktionszysto-Urethrographie 61
Myelo-CT 86
Myelographie, lumbal 74
- thorakal 71

Nadelgrößen XII
Niere, Urogramm 55
Nierenarterien-Dilatation 198
Nierenangiographie, konventionell selektiv 167
- konventionelle Übersicht 161
- peripher-venöse DSA 164
Nierenzystenverödung 237

Oberbauch-CT 80
Ösophagus-Breischluck, Doppelkontrast-Technik 3
- Monokontrast 6

Ösophagus-CT 79
Ösophagusvarizen-Nachweis 7
Otto-Nadel-Punktion 192

Passagere Gefäßokklusion 223
Percutane transhepatische
  Gallenwegsdrainage 202
Periphere Beinangiographie s.
  Beinangiographie
Pharmaca-Angiographie 124, 154
Phlebographie, Arm 128
– Bein 178
Pneumothorax-Behandlung 193
Priscol-Anwendung 124, 154
Pulmonalis-DSA, periphervenös 121
– zentral-venös 118
Punktion, diagnostisch 189

Reninbestimmung, seitengetrennte 230
Rezeptvordrucke 28–29, 66–67, 88–89, 130–131, 184–185, 240–241

Schulter-Arthrographie 35
Schichtaufnahmen, Niere 56
Schleuseninsertion 95
Seldinger-Technik, arteriell 109, 139, 143, 162
– venös 104, 119, 133, 136, 145

Shunt-Darstellung 126
Sialographie 64
Sidewinder-Technik 148, 149, 151, 152, 155, 158, 168, 169
Sinus-petrosus-Blutabnahme 233
Spiral-Embolisation 221, 229
Sprunggelenksarthrographie 40
Stehurogramm 57
Streptokinase-Lyse 216

Urokinase-Lyse 216

Varikozid-Verödung 226
Verödung, Nierenzysten 237
– V. spermatica 226
Vena cava inferior 132, 135
Vena cava superior, DSA 113
– konventionell 114
Vena spermatica-Embolisation 226
Veratmungsurogramm 57

Thorakale Myelographie 71
Translumbale Beinangiographie 173
Tru-Cut-Nadel-Punktion 192

Zoeliakographie, DSA 150
– konventionell 147
Zonographie, Niere 56
Zystenverödung 237
Zytologie, Punktat 191

MIX
Papier aus verantwortungsvollen Quellen
Paper from responsible sources
FSC® C105338

If you have any concerns about our products,
you can contact us on
ProductSafety@springernature.com

In case Publisher is established outside the EU,
the EU authorized representative is:
**Springer Nature Customer Service Center GmbH
Europaplatz 3, 69115 Heidelberg, Germany**

Printed by Libri Plureos GmbH
in Hamburg, Germany